RECUEIL DE QUESTIONS

POSÉES AUX

EXAMENS DE MÉDECINE

QUATRIÈME EXAMEN DE DOCTORAT

HYGIÈNE

PARIS

DELAHAYE, LIBRAIRE-ÉDITEUR

23, RUE DE L'ÉCOLE-DE-MÉDECINE

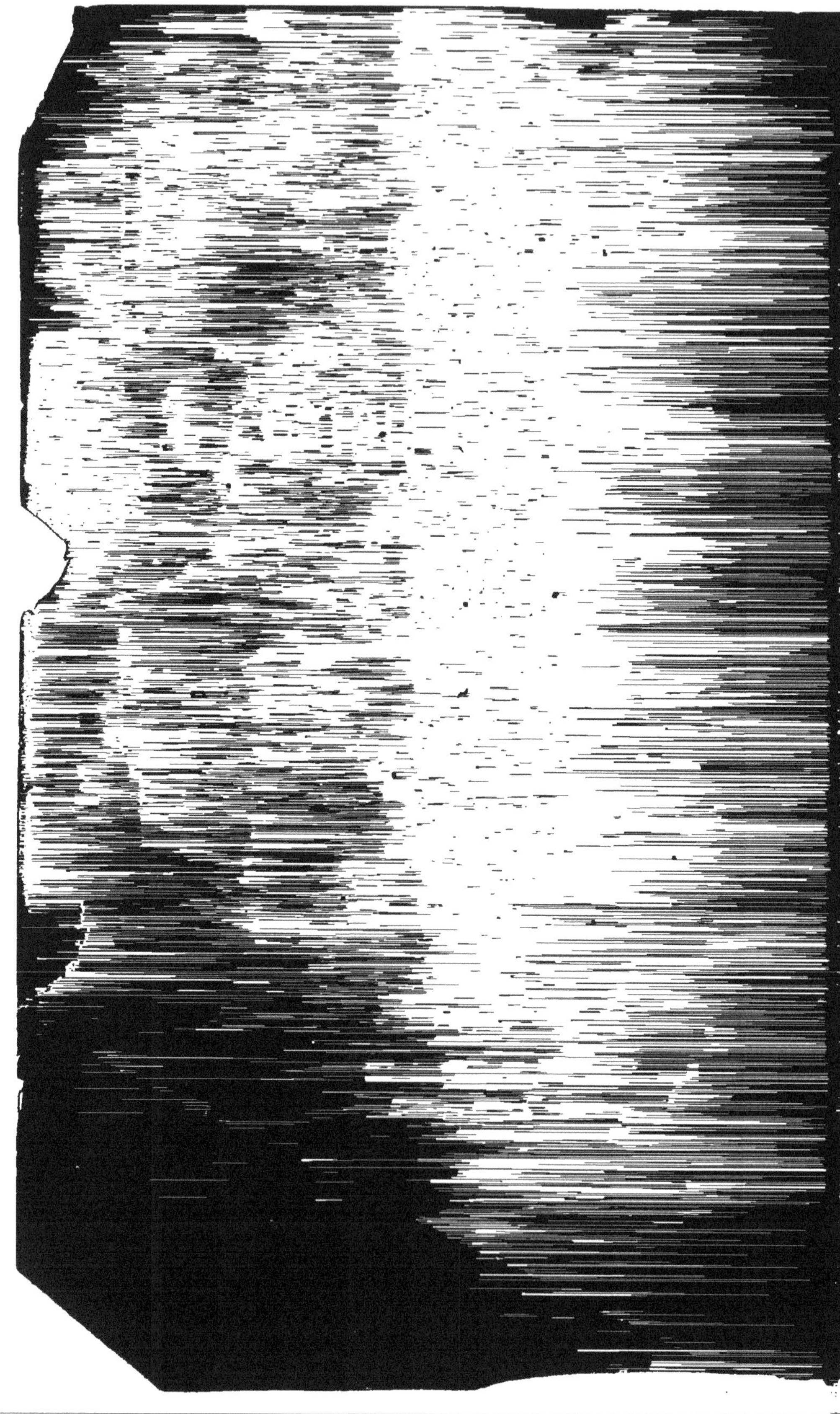

RECUEIL DE QUESTIONS

POSÉES AUX

EXAMENS DE MÉDECINE

Imprimerie Eugène HEUTTE et Cie, à Saint-Germain.

RECUEIL DE QUESTIONS

POSÉES AUX

EXAMENS DE MÉDECINE

QUATRIÈME EXAMEN DE DOCTORAT

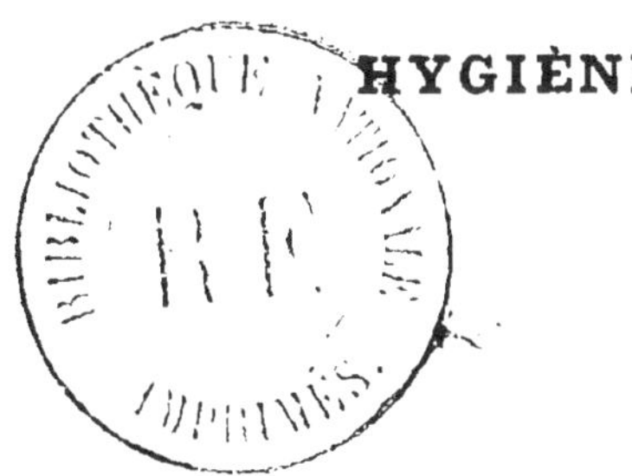

HYGIÈNE.

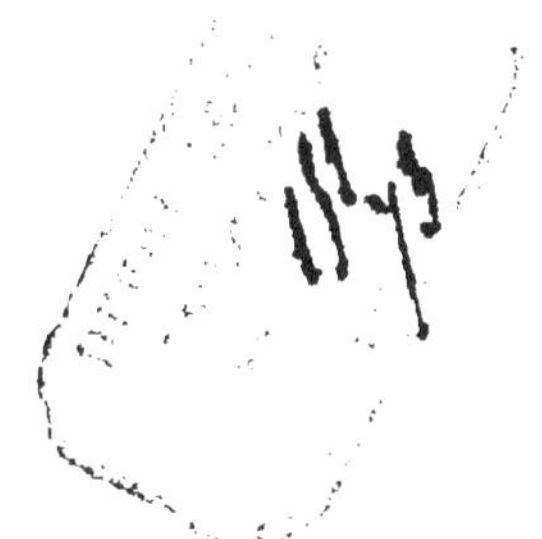

PARIS

DELAHAYE, LIBRAIRE-ÉDITEUR

23, RUE DE L'ÉCOLE-DE-MÉDECINE

RECUEIL DE QUESTIONS

POSÉES AUX

EXAMENS DE MÉDECINE

HYGIÈNE.

1. D. Qu'est-ce que l'hygiène ?

R. Suivant M. Adelon, l'hygiène c'est l'art de conserver sa santé, c'est l'art d'indiquer à l'homme dans les conditions physiques, organiques et sociales où il se trouve, la mesure dans laquelle il doit user et de lui-même et des choses extérieures pour se conserver en santé.

2. D. Comment Bouchardat divise-t-il l'hygiène proprement dite ou matière de l'hygiène ?

R. Il la divise en quatre classes : 1re classe *imponderata*, 2e classe *circumfusa*, 3e classe *ingesta*, 4e classe, *excreta*.

3. D. Que comprend la 1re classe (imponderata) ?

    R. Électricité, lumière, chaleur.

4. D. Que comprend la 2e classe (circumfusa) ?

    R. Air, eau, sol.

5. D. Que comprend la 3e classe (ingesta) ?

    R. Aliments, condiments, boissons.

6. D. Que comprend la 4e classe (excreta) ?

    R. Excrétions urinaire, pulmonaire et cutanée.

7. D. Comment Bouchardat divise-t-il l'hygiène générale ?

    R. Il la divise en 3 parties, l'hygiène individuelle, l'hygiène sociale et l'hygiène publique.

8. D. Qu'est-ce que l'hygiène individuelle ?

    R. C'est celle qui est relative à l'âge, au sexe et au tempérament des individus.

9. D. Qu'est-ce que l'hygiène sociale ?

    R. C'est celle qui est relative aux grandes professions : marins, militaires, agriculteurs.

10. D. Qu'est-ce que l'hygiène publique ?

    R. Celle qui a rapport à la gymnastique et à la salubrité publique.

11. D. Comment Adelon définit-il les âges de la vie ?

R. Les âges de la vie sont des périodes de la vie pendant lesquelles l'homme éprouve des modifications physiologiques et pathologiques qui ne ressemblent ni à la période qui précède, ni à la période qui suit.

12. **D.** Comment divise-t-on de nos jours les âges de la vie ?

R. En 1o âge du nouveau-né, depuis la naissance jusqu'à la chute du cordon ; 2o première enfance, depuis la chute du cordon jusqu'à 30 mois ; 3o deuxième enfance, s'étend depuis le sevrage, deux ans à deux ans et demie, ou depuis l'éruption complète des dents jusqu'à ce que l'individu soit apte à la reproduction, 13 à 14 ans chez les femmes, 15 à 16 ans chez l'homme ; 4o quatrième âge, puberté ou adolescence, 13 à 18 ans chez les femmes, 15 à 18 ans chez les hommes ; 5° cinquième âge, virilité, depuis 18 ans jusqu'à la vieillesse, 50 à 55 ans chez les femmes, 60 à 65 ans pour les hommes, c'est-à-dire l'époque où ils ne peuvent plus se reproduire ; enfin la vieillesse, depuis 55 chez la femme, 65 chez l'homme jusqu'à la mort.

13. **D.** Quelle est la première fonction de l'enfant nouveau-né?

R. C'est la respiration; il n'est jamais né un enfant sans crier : expiration forcée, pouls 140, température 32°, puis au bout de 2 jours 36°.

14. **D.** Quelles sont les règles hygiéniques à suivre pour l'enfant nouveau-né?

R. Favoriser la respiration de toutes les façons possibles. Si l'enfant ne crie pas, enfoncer le doigt armé d'un linge pour le débarrasser des mucosités de la gorge, — laisser saigner quelque temps par le cordon; — si la peau est enduite de matières sébacées la frotter avec de l'axonge ou de l'huile.

15. **D.** A quelle température doit-on maintenir les nouveau-nés?

R. A 18 degrés.

16. **D.** Doit-on mettre l'enfant nouveau-né dans le lit de sa mère?

R. Non, à cause des miasmes lochiens.

17. **D.** Que lui fait-on prendre d'abord?

R. De l'eau sucrée, puis, au bout de quelques heures, on le met au sein.

18. **D.** Jusqu'à quelle époque doit-on allaiter les enfants?

R. Jusqu'à l'éruption complète de la première dentition (20 dents), 2 ans (Trousseau).

19. D. Quelles sont les deux grandes règles à observer pour la première enfance ?

R. 1º surveiller l'alimentation (bonne nourrice); 2º surveiller la pureté de l'air, il faut que l'air soit pur de miasmes, le voisinage des marais tue 4 sur 5 enfants, enfin il faut que l'air soit pur de miasme provenant de l'encombrement ou de maladies.

20. D. Quelles sont les conditions d'un bon lait?

R. Il faut qu'il soit blanc, opaque et non bleuâtre, assez visqueux, sans odeur, saveur sucrée douce, ne laissant pas apercevoir au microscope d'autres globules que ceux du beurre.

21. D. Comment distingue-t-on les globules du beurre contenus dans le lait de ceux du pus ?

R. C'est que les globules du pus sont blancs, ridés, elliptiques, solubles dans l'ammoniaque, insolubles dans l'éther; tandis que ceux du beurre sont sphériques, solubles dans l'éther et non dans l'ammoniaque.

1.

22. D. Quelles sont les qualités qui constituent une bonne nourrice ?

R. Il faut qu'elle ait du bon lait et en quantité suffisante, — qu'elle soit récemment accouchée pour qu'elle puisse nourrir jusqu'au moment du sevrage ; 2o qu'elle ne soit pas primipare, pour qu'elle ait fait ses preuves ; 3o qu'elle ne soit pas en état de grossesse ; 4o qu'elle n'ait pas ses règles ; 5o qu'elle soit jeune et ne dépasse pas 30 ans ; 6o qu'elle soit d'une bonne constitution, qu'elle n'ait ni maladies diathésiques, ni héréditaires, ni acquises, parce que le lait diminuerait ; 7o qu'elle n'ait pas de mauvaises habitudes (colère, ivrognerie) ; 8o Bouchardat veut que son mari ne soit pas *ivrogne*, car par suite de coups le lait pourrait diminuer.

23. D. Comment une bonne nourrice doit-elle se nourrir ?

R. Elle doit se nourrir comme les gens de la campagne : pain riche en gluten, lard très-riche en graisse, beurre, œufs ; ne pas manger trop de choux, ni autres crucifères, ce qui donne un mauvais goût au lait.

24. D. Que doit-on rechercher comme habitation pour une nourrice ?

R. Un lieu sain, éloigné des marais dont les émanations donnent le carreau.

25. D. Quelles sont les maladies de la deuxième enfance ?

R. L'on observe des maladies nerveuses, méningite et le rachitisme, scrofule, gastro-entérite, les fièvres éruptives, le croup, angines couenneuses, les dents de lait sont remplacées par des dents définitives, etc., etc.

26. D. Quelles sont les règles hygiéniques de la 2e enfance ?

R. 1° Nutrition alibile et non excitante; 2° exercice musculaire pour activer la fonction de désassimilation qui doit faire équilibre au mouvement de composition; 3° éviter les émotions fortes du système nerveux ; 4° surveiller les passions et éviter les mauvaises habitudes.

27. D. Quels sont les caractères du 4e âge, la puberté ou adolescence ?

R. Chez les garçons pas de modifications bien notables, mais seulement voix plus virile, chez les femmes menstruation, et chez l'un et l'autre sexe aptitude à se reproduire.

28. **D.** L'aptitude à se reproduire est-elle la même dans tous les pays?

R. Non, la menstruation est d'autant plus précoce que les pays sont plus chauds, 11 ans dans certains pays, 13 ans à Marseille, 14 ans à Paris, 16 ans en Norwége.

29. **D.** Quel est le caractère du 5e âge, c'est-à-dire de la virilité, comment se divise-t-elle?

R. C'est la période d'état et du plein développement de la puissance génitale, se divise en jeunesse jusqu'à 35 ans, l'âge mûr jusqu'à 55, enfin la vieillesse période du déclin.

30. **D.** Quelle est la fonction qui disparaît la première chez les vieillards?

R. C'est la fonction génitale, mais la fonction de nutrition persiste jusqu'à la mort.

31. **D.** Quels sont les caractères de la vieillesse?

R. Frigidité, impuissance, sens s'affaiblissent, l'œil s'aplatit, le cristallin perd sa transparence, ossification du canal nasal d'où épiphora, ouïe dure, surdité, peau recouverte de larges plaques d'épiderme qui ôtent au derme la faculté du toucher, les poils et les cheveux tombent.

32. D. La sécrétion chez les vieillards ne se faisant plus par la peau quelle en est la conséquence?

R. Il se fait une sécrétion supplémentaire par les poumons, la vessie (d'où catarrhe) ou par l'intestin (diarrhée sénile).

33. D. Quelles sont les maladies qui accompagnent la vieillesse?

R. Paralysie sénile, fracture des os, excès d'ossification, d'où rupture des artères, gangrène sénile.

34. D. Le tissu du poumon chez les vieillards ayant perdu son élasticité et étant raréfié quelle en est la conséquence?

R. Respiration moins active, d'où grande sensibilité du froid, pneumonie, emphysème pulmonaire, catarrhe grave, mort par asphyxie ou gangrène pulmonaire.

35. D. Les urines étant difficilement émises par les vieillards, quelle en est la conséquence?

R. L'hypertrophie de la prostate.

36. D. Les urines perdant leur acidité chez les vieillards qu'en résulte-t-il?

R. Elles deviennent ammoniacales et ne peuvent plus dissoudre les phosphates de chaux et de magnésie, d'où calculs et catarrhe de la vessie

37. D. Qu'arrive-t-il du côté des fonctions digestives chez les vieillards?

R. Paresse intestinale, constipation qui congestionne le cerveau ou bien une sécrétion empêchée se faisant par les intestins occasionne une diarrhée mortelle.

38. D. Quelles sont les règles hygiéniques que doivent suivre les vieillards?

R. Repos des facultés génitales, exercice musculaire qui empêche l'atrophie musculaire et les calculs vésicaux, éviter les émotions morales, milieu ambiant tiède, uniforme, alimentation régulière pour les heures et la nature, habitudes réglées à défaut d'occupation.

39. D. Comment Royer-Collard définit-il la constitution ?

R. La constitution est la formule générale de l'organisme de chaque individu traduite par les mots force ou faiblesse, constitution forte ou constitution faible.

40. D. Qu'appelle-t-on constitution forte, constitution faible?

R. La constitution *forte* est l'harmonie fonctionnelle de l'ensemble de l'organisme, d'où résistance aux maladies, la constitution faible est l'inverse.

41. D. Qu'appelle-t-on tempéraments?

R. Ce sont des différences individuelles constantes et compatibles avec la santé, se rattachant à un des grands systèmes de l'économie; si c'est le système nerveux qui prédomine (tempérament nerveux), si c'est le système ganglionnaire ou lymphatique (tempérament lymphatique), si c'est le système sanguin (tempérament sanguin), si c'est la bile (tempérament bilieux).

42. D. Par quoi est caractérisé le tempérament bilieux?

R. Foie développé, — constipation, — pas d'embonpoint, — cheveux noirs et plats, — physionomie accusée, intelligente, — caractère énergique (Napoléon le Grand, Alexandre, César, Mahomet).

43. **D.** Quelles sont les maladies propres à ce tempérament?

R. Hépatite, calculs biliaires, entérite, dysenterie, constipation, hémorroïdes, hypocondrie.

44. **D.** Règles hygiéniques à suivre pour les tempéraments bilieux.

R. Végétaux herbacés dans l'alimentation, laxatifs, activité musculaire.

45. **D.** Quels sont les signes du tempérament sanguin?

R. Pléthore physiologique, embonpoint, peau colorée, cheveux châtains, passions et intelligence développées, Mirabeau et Henri IV.

46. **D.** Quelles sont les maladies auxquelles sont prédisposés les sanguins?

R. Aux pyrexies, aux réactions fébriles intenses, dans les inflammations aux congestions, aux hémorrhagies actives.

47. **D.** Quelles sont les règles hygiéniques à suivre pour les sanguins?

R. Frugalité, habitation dans un air frais, profession musculaire.

48. **D.** Quels sont les signes du tempérament nerveux?

R. Caractère vif, peau pâle, face pâle,

maigre, œil vif, front haut, activité génitale et des sympathies organiques,
énergie, abattement, imagination vive.

49. D. Quelles sont les maladies du tempérament nerveux ?

R. Toutes les maladies nerveuses et les
affections nerveuses symptomatiques.

50. D. Quelles sont les règles hygiéniques à suivre pour les tempéraments nerveux ?

R. Alimentation riche, — exercices musculaires, — bains tièdes, — hydrothérapie.

51. D. Quels sont les signes du tempérament
lymphatique ?

R. Peau blanche et fine, — face vergetée de
rouge, — paupières gonflées, — nez gros,
— système musculaire peu développé, —
tête volumineuse, — cheveux blonds ou
rouges.

52. D. Quelles sont les maladies auxquelles prédispose le tempérament lymphatique ?

R. La chlorose, — l'anémie, — inflamma-
tion des muqueuses, — et de la peau à
forme sécrétante, impétigo, eczéma, —
flux divers par le nez, les oreilles,
parce que la peau fonctionne mal, —
état chronique des maladies.

53. D. Quelles sont les règles hygiéniques à suivre pour les lymphatiques?

R. Air chaud et sec, — profession musculaire et intellectuelle, — alimentation riche et azotée, — végétaux frais, — vin, café.

54. D. Qu'appelle-t-on tempérament mixte?

R. C'est un tempérament sanguin lymphatique (habitant du nord), sanguin nerveux (habitant des montagnes), nerveux lymphatique (femmes).

55. D. De tous les tempéraments, quel est le plus commun?

R. C'est le tempérament mixte.

56. D. Le tempérament bilieux peut-il être mixte?

R. Non, parce qu'il ne se mélange pas aux autres.

57. D. Qu'est-ce que l'idiosyncrasie?

R. C'est une disposition particulière à un individu et qui fait qu'une seule et même cause produit sur lui un effet différent que sur un autre individu. Les idiosyncrasies jouent un rôle important dans le traitement des maladies. L'hygiène prescrit les moyens prophylactiques.

58. D. Qu'est-ce que l'hérédité?

R. C'est la transmission des parents aux enfants des états physiologiques et pathologiques qui n'attendent que les causes occasionnelles pour se manifester.

59. D. Cette définition est-elle acceptée par tous les auteurs?

R. Non, les uns veulent que l'hérédité ne transmette que des aptitudes à contracter des maladies, et selon Bouchardat l'hérédité ne transmet pas l'aptitude à contracter des maladies, mais elle se borne à la transmission des goûts particuliers qui prédisposent à contracter des maladies.

60. D. La transmission est-elle toujours directe?

R. Non, elle est souvent intermittente, c'est-à-dire que la maladie épargne une ou deux générations et frappe la 3ᶜ ou la 4ᵉ.

61. D. Quelles sont les règles hygiéniques à suivre contre les prédispositions héréditaires?

R. 1º le régime, 2º le climat, l'habitation, 3º la profession corrigent les prédispositions héréditaires.

62. D. Qu'appelle-t-on habitudes en hygiène?

R. C'est la répétition incessante des mêmes

actes sans la participation de la volonté ;
exemple : heure des repas, — alimentation ; — l'on s'habitue à la constipation,
à conserver les urines, à l'exercice de la
fonction génitale, à l'exercice du corps.

63. D. Règle hygiénique.

R. L'habitude modérée est une bonne chose,
car elle développe au plus haut degré les
facultés organiques, mais il faut éviter
les excès, car l'abus émousse les organes.

64. D. Comment divise-t-on les professions au
point de vue de l'hygiène ?

R. En professions dangereuses et non dangereuses ; on les divise encore par nature
du travail en professions intellectuelles
et profession manuelles.

65. D. Quelles sont les professions intellectuelles ?

R. Savants, — hommes de lettres, méde-
cins, magistrats, ecclésiastiques, em-
ployés de bureau.

66. D. Quelles sont les maladies qui naissent
de ces professions.

R. L'état sédentaire forcé, l'air confiné
dans lesquels s'exercent ces professions

et l'excitation intellectuelle produisent une dérivation de l'activité des forces sur le centre nerveux au détriment des organes digestifs, de là deux sortes de maladies : 1° excitation nerveuse, folie, hypocondrie, hystérie, céphalalgie, — congestions, — ramollissement ; 2° paresse des organes digestifs, dyspepsie, — anorexie, — constipation, hémorroïdes, — calculs biliaires, — gravelle urique, catarrhe de la vessie, goutte, — maladie de foie.

67. D. Quelles sont les règles hygiéniques à suivre ?

R. Travail fractionné de l'intelligence, — séance de 2 à 3 heures, abstinence de travail après le repas, exercice musculaire, — bains de mer ou excitants, bains froids, hydrothérapie.

68. D. Quelles sont les professions manuelles que l'on étudie au point de vue hygiénique ?

R. Profession militaire, profession maritime, — profession agricole, — profession des mines, professions hygrométriques, professions à matière étrangère minérale, — profession à matière

végétale, — profession à matière animale.

69. D. Quelles sont les causes occasionnelles
des maladies chez les militaires provenant de leur profession?

R. Insuffisance alimentaire, l'encombrement, — l'excès de fatigue, produisent
la pyrexie et des maladies inflammatoi-
res, — l'appauvrissement de l'organisme prédispose aux maladies épidémiques, dyssenterie, choléra, etc., le typhus prédispose à la méningite et aux
complications graves du traumatisme.

70. D. Règle hygiénique à suivre :

R. Éviter l'encombrement s'il est possible,
— alimentation suffisante, — pour le
changement de climat on habitue les
troupes à des climats de plus en plus
chauds graduellement.

71. D. Quelles sont les causes prédisposantes
des maladies chez les marins provenant
de leur profession?

R. Séjour dans un air froid et humide, —
nourriture uniforme salée, émanations
chlorurées de la mer, — nostalgie, affections rhumatismales, catarrhales, scor-
butiques.

72. D. Quels sont les symptômes du scorbut?

R. Pâleur, affaiblissement des forces musculaires, — indolence, plus fatigué au réveil qu'en se couchant, — gonflement des paupières qui sont prurigineuses, ulcération et saignement des gencives, — hémorrhagies graves des différents viscères, — chair tombe en pourriture, carie des os.

73. D. Quelles sont les lésions anatomiques du scorbut?

R. Altération du sang, diminution de l'albumine et des globules, moins de coagulabilité de la fibrine.

74. D. Causes du scorbut ?

R. Humidité, refroidissement, mauvaise alimentation, régime de viandes salées, privation de légumes frais, vêtements mouillés, habitation humide, profession maritime, inertie musculaire, corps faisant peu de chaleur, nostalgie, fatigues excessives, tristesse morale, découragement, misère.

75. D. Règle hygiénique à suivre contre le scorbut?

R. Vêtements secs, literie sèche, végétaux frais à sels de potasse, tels que citrons, oranges ; exercices modérés , passage d'une température froide et humide à une température sèche et chaude.

76. **D.** La profession agricole, au point de vue hygiénique, est-elle saine?

R. C'est la plus salubre des professions ; cependant la culture du riz donne des maladies spéciales dans les deltas des grands fleuves, mais le café et le thé peuvent y remédier. La culture du maïs et du seigle donnent naissance à la pellagre, qui provient de l'ergot de maïs et de seigle.

77. **D.** Quels soins hygiéniques à prendre contre la pellagre ?

R. Changement d'alimentation, renonciation à l'usage exclusif du maïs, surveillance à exercer sur les qualités de cette céréale.

78. **D.** Quelles sont les causes prédisposantes aux maladies des mines?

R. Privation de lumière, humidité, poussière métallique ou de charbon, travail prématuré.

79. **D.** Quelles sont les maladies des mineurs ?

R. Anémie, chlorose, diarrhée verte, colique, pouls petit, prostration extrême analogue à l'empoisonnement par l'acide sulfhydrique, vomissements, inappétence provenant de l'air chaud, maladies du cœur, des poumons, dyspnée, asthme, bronchite comme dans toutes les professions à poussière, vieillesse prématurée, voussure de la colonne vertébrale.

80. D. Règle hygiénique à suivre?

R. Éviter le travail prématuré, ventiler les mines pour enlever les poussières.

81. D. A quels accidents sont exposées les professions manuelles sédentaires, tailleur, cordonnier, etc.?

R. A la paresse digestive et aux maladies des professions intellectuelles, sauf les maladies nerveuses.

82. D. A quels accidents sont exposées les professions à température élevée, chauffeurs de machines à vapeur, émailleurs, raffineurs?

R. Ils sont exposés au refroidissement, rhumatisme, hématémèse, hémorrhagies, faiblesse de la vue, douleurs rhumatoïdes, affaiblissement génital occasionné par l'oxyde de carbone et l'acide carbonique.

83. D. A quels accidents sont exposées les pro-

fessions à matière minérale, plomb, cuivre, phosphore, zinc, chrome, silice,
gaz, charbon ?

R. Le chrome occasionne les ulcérations
de la cloison nasale ; l'arsenic détermine l'intolérance arsenicale ; le charbon (les houliers, les charbonniers, les
mouleurs en cuivre) rend sujet à l'asthme, au crachement noir, à la pneumonie ; la silice (émouleurs), pneumonie
disséminée ; les gaz déterminent une ir-
ritation bronchique.

84. D. A quels accidents sont exposées les professions à matières végétales ?

R. Les boulangers, meuniers, amidonniers
(sont exposés à l'asthme) ; il en est de
même pour les ouvriers qui travaillent
le coton, le chanvre, la soie ; ils sont de
plus sujets à la pneumonie et aux affections du cœur.

85. D. A quels accidents sont exposés les ouvriers qui travaillent au caoutchouc ?

R. Comme ils se servent de la térébenthine
et du sulfure de carbone, ils sont exposés à l'affaiblissement de la mémoire,
humeur capricieuse et impatiente, som-
meil interrompu, affaiblissement de la

vue et de l'ouïe, douleurs rhumatoïdes, anesthésie, tremblement musculaire ; du côté des voies digestives, vomissements, diarrhée et constipation.

86. **D.** Règle hygiénique générale à suivre par les ouvriers qui travaillent les matières minérales, plomb, cuivre, mercure, zinc?

R. Il faut les empêcher de travailler en chambre, ventiler les ateliers, faire manger les ouvriers en plein air, leur faire faire des promenades à l'air, leur faire laver les mains et prendre des bains pour éviter l'absorption par la peau des substances nuisibles.

87. **D.** Qu'appelle-t-on voirie?

R. On donne le nom de voiries à tous les foyers de décomposition de la matière animale.

88. **D.** Quelles sont les conditions nécessaires pour que la matière animale se décompose?

R. Il faut la chaleur, l'humidité et le contact de l'air.

89. **D.** A quels gaz dangereux les voiries donnent-elles lieu?

R. Acide carbonique, sulfhydrique, de l'ammoniaque et des miasmes.

90. D. En combien de groupes range-t-on les voiries ?

R. En quatre : 1º boues et immondices des rues ; 2º vidanges ; 3º égouts ; 4º voirie des animaux morts, cimetières, salles de dissection.

91. D. Que fait-on des boues des villes ?

R. On ne les transporte plus comme autrefois dans des dépôts, mais sur le lieu d'utilisation ; de cette manière on assainit les villes et on féconde les campagnes, et, de plus, la ville s'en fait un revenu.

92. D. Quels sont les accidents des égoutiers ?

R. Ophthalmie, céphalalgie, peau pâle, diarrhée verdâtre, rétraction du ventre, pouls faible à un degré plus élevé, asphyxie.

93. D. Règle hygiénique prophylactique générale ?

R. Construction des égouts en pierre meulière, chaux hydraulique, pente suffisante, surveiller les engorgements.

94. D. Règle hygiénique prophylactique privée ?

R. Allumer un grand feu à l'une des ouvertures pour ventiler, se méfier de la détonation de l'acide sulfhydrique, désinfecter par l'hypochlorite de chaux, ou bien par une solution de sulfate de fer, de zinc, de manganèse, de cuivre, d'azotate de plomb, ce dernier est préférable; on peut encore désinfecter avec le chlorure de fer, de manganèse.

95. D. Quels accidents les émanations des fosses d'aisances produisent-elles chez les locataires et chez les ouvriers?

R. Chez le locataire où il y a des émanations céphalalgie, colique, diarrhée, faiblesse extrême du pouls, cachexie, faiblesse musculaire, et chez les ouvriers empoisonnement par le plomb, ophthalmie.

96. D. Règle hygiénique préventive générale?
R. Pierre meulière, chaux hydraulique, cheminée d'appel.

97. D. Règle hygiénique privée?
R. Désinfection comme pour les égouts; de plus, les vidangeurs descendent un réchaud allumé qui détermine la destruction de l'acide sulfhydrique, qui se combine avec l'oxygène de l'air et prévient le plomb.

2.

98. D. A quels accidents sont exposés les fos-soyeurs, ensevelisseurs, garçons d'amphithéâtre et étudiants en médecine et tous ceux qui travaillent la matière organique en putréfaction ?

R. Céphalalgie, embarras gastrique, nausée, vomissements, diarrhée fétide, pouls petit, fréquent, teinte subictérique, perte de force musculaire ; tous ces accidents ne surviennent que lorsqu'il y a de la matière putréfiée.

99. D. Règle hygiénique à suivre ?

R. Ne pas séjourner longtemps, ventiler, laver les murailles avec un hypochlorite, injecter les cadavres, vomitifs, vin de quinquina, ambulation en plein air.

100. D. De quelle eau se sert-on pour empêcher la putréfaction des matières animales ?

R. De l'eau de Labaraque, qui est un hypochlorite de soude.

101. D. A quelle maladie les équarrisseurs sont-ils exposés ?

R. Au charbon ; aussi doivent-ils se méfier des animaux morts par le charbon.

HYGIÈNE PROPREMENT DITE, OU MATIÈRE
DE L'HYGIÈNE.

102. D. Quels sont les modificateurs de l'hygiène ?

R. Bouchardat les divise en quatre classes : 1° imponderata (électricité, lumière, chaleur); 2° circumfusa (air, eau, sol); 3° ingesta (aliments, condiments, boissons); 4° excreta (excrétions pulmonaire, cutanée, urinaire).

103. D. Comment divise-t-on la chaleur?

R. En chaleur externe (climats), chaleur interne (animale).

104. D. Quelles sont les modifications pathologiques que produisent la chaleur et le froid?

R. (La chaleur), maladies du système nerveux et maladie du foie; (froid), phthisie, scorbut, etc.

105. D. Quelle est la loi qui préside à la chaleur extérieure ?

R. C'est sa variabilité et son inconstance qui dépendent de la latitude, de l'altitude, des vents, du voisinage de l'eau et de l'exposition (nord-est est plus froid que sud-ouest).

106. D. Dans quelle proportion la chaleur diminue-t-elle à mesure que l'on s'éloigne de l'équateur ?

R. D'un demi-degré, par degré de 25 lieues.

107. D. En altitude, dans quelle proportion la chaleur diminue-t-elle ?

R. D'un degré par 150 mètres.

108. D. Quelle est l'action du voisinage des eaux sur la température ?

R. Elles rendent plus constante la température d'un lieu.

109. D. Qu'appelle-t-on lignes isothermes ?

R. Ce sont des zones terrestres flexueuses, menées autour des degrés de latitude et ayant sensiblement la même température moyenne ; elles constituent les climats.

110. D. Comment divise-t-on les climats ?

R. En climat chaud depuis l'équateur jusqu'au 30ᵉ degré, climat tempéré depuis le 30ᵉ degré jusqu'au 60ᵉ, et climat froid depuis le 60ᵉ degré jusqu'au pôle.

111. D. En quoi la chaleur extérieure ou climatérique diffère-t-elle de la chaleur animale ?

R. C'est que la chaleur climatérique est variable, et la chaleur animale est invariable, 37 degrés.

112. D. Quelle est la cause de la chaleur animale?

R. C'est la combustion lente par l'oxygène du carbone et de l'hydrogène des matières organiques hydrocarbonées provenant des aliments et produisant de l'acide carbonique et de l'eau.

113. D. L'hydrogène et le carbone produisent-ils la même quantité de chaleur?

R. Non; un gramme de carbone, en brûlant, élève d'un degré 8,000 grammes d'eau, tandis qu'un gramme d'hydrogène, en brûlant, élève d'un degré 34,500 grammes d'eau.

114. D. Quelles sont les matières combustibles alimentaires qui donnent de la chaleur?

R. Corps gras, alcools, sucre, matières azotées.

115. D. Où se fait la combustion de ces différentes matières?

R. Dans les capillaires de l'économie et dans les poumons.

116. D. Quelle différence de température y a-t-il
entre le nouveau-né et le vieillard?

R. Le nouveau-né n'a que 32° les deux premiers jours, et le vieillard a 36°. C'est
aux deux extrêmes de la vie où la température est la plus basse, la moyenne
étant 37°

117. D. Quelle différence de température y a-t-il
chez l'homme dans les climats les plus
chauds, c'est-à-dire 47° au-dessus de
zéro, et les plus froids 56° au-dessous de
zéro?

R. Une différence d'un dixième seulement de
degré.

118. D. A quoi servent les graisses de l'économie?

R. Elles servent de réserve pour la respiration, par conséquent pour la chaleur
animale.

119. D. Les matières azotées produisent-elles de
la chaleur?

R. Oui, en passant à l'état d'urée et d'acide
urique; mais cette chaleur est très-fai-
ble, parce que cette oxydation est peu
énergique.

120. D. Quels sont les actes physiologiques qui
augmentent la chaleur animale?

R. Les repas, et surtout l'alcool, les graisses
et le sucre augmentent la chaleur; il en
est de même de l'exercice musculaire.

121. D. Quels sont les actes physiologiques qui
abaissent la température?

R. Le repos, la diète, l'inanition abaissent
la température.

122. D. Quelles sont les maladies qui élèvent la
température?

R. Les pyrexies, les inflammations, la scarlatine, les rhumatismes peuvent faire
monter la température jusqu'à 42°.

123. D. Quelles sont les maladies dans lesquelles
la température s'abaisse?

R. Le choléra, 22° ; œdème des nouveau-
nés, 23°.

124. D. Quelles sont les limites d'élévation ou
d'abaissement de température dans lesquelles l'homme ne peut plus vivre?

R. Quand la température du corps s'abaisse
de 14 degrés ou s'élève de 7 degrés,
mort.

125. D. Quelles sont les modifications que subit
l'organisme dans les pays chauds

R. Anoréxie, soif, dyspepsie, constipation
par défaut de sécrétion intestinale, circulation accélérée; 100 pulsations à

Madagascar ; combustion peu active, car il y a peu d'acide carbonique exhalé, mouvement respiratoire très-rapide dans le but de faire entrer de l'air dans les bronches pour favoriser l'évaporation bronchique qui rafraîchit.

126. D. Quelles sont les modifications que subissent les sécrétions dans les **pays** chauds ?

R. Sécrétion très-abondante de la bile et de la sueur ; la sécrétion urinaire est diminuée à cause de la sécrétion exagérée de la sueur ; les menstrues, le lait, la sécrétion spermatique sont augmentées.

127. D. A quoi sert l'exhalation pulmonaire et cutanée dans les pays chauds ?

R. Elle sert à enlever du calorique au sang, car l'eau, pour s'évaporer, est obligée d'absorber du calorique qu'elle emprunte au sang.

128. D. Pourquoi, dans les pays chauds, l'exhalation d'acide carbonique est-elle moins considérable que dans les pays froids ?

R. C'est parce que l'on fait moins usage d'aliments hydrocarbonés (corps gras, alcool) ; d'ailleurs, l'on mange moins ;

donc, moins de combustible, moins de combustion, de plus, à même volume, l'air chaud contenant moins d'oxygène que l'air froid, moins d'oxydation.

129. D. Les mouvements respiratoires sont-ils plus accélérés dans les pays chauds que dans les pays froids?

R. Les mouvements respiratoires sont plus accélérés dans les pays chauds, non pour faire de la chaleur, mais dans le but de faire entrer de l'air sec dans les bronches pour favoriser l'évaporation bronchique qui rafraîchit.

130. D. Les fonctions génitales sont-elles plus actives dans les pays chauds?

R. Oui, 3 enfants par famille en Suède, 4 en France et 5 en Portugal.

131. D. Quelles sont les fonctions du foie?

R. Il y en a deux : 1º fonction de transformation des aliments pour la respiration ; 2º fonction d'élimination.

132. D. Comment le foie transforme-t-il les aliments en aliments propres à la respiration?

R. Il transforme les fécules en glycose, d'où fonction glycogénique, et à mesure que le sucre est fabriqué, il passe par les veines sushépatiques pour de là être brûlé dans le sang, il fait aussi de la graisse aux dépens de la fécule.

133. D. En quoi consiste la fonction d'élimination du foie ?

R. Il élimine par la bile des savons, des acides gras, cholique et choléique, matières brûlées incomplétement par le foie au lieu d'être brûlées par les poumons et exhalées en acide carbonique.

134. D. La fonction du foie est-elle plus active dans les pays chauds?

R. Oui, la fonction du foie est d'autant plus active que le pays est plus chaud, et la constipation est fâcheuse, car la bile est résorbée et donne lieu à chaleur en excès, d'où maladies.

135. D. La longévité est-elle plus rare dans les pays chauds que dans les pays froids?

R. Oui, on vit plus vieux dans les pays froids.

136. D. Quelles sont les modifications physiologiques que subit l'organisme dans les pays chauds ?

R. Anorexie, soif, digestion difficile, sueurs acides comme le suc gastrique, constipation par défaut de sécrétion intestinale, sécrétion très-abondante de la bile.

137. D. Quelles sont les modifications physiologiques que subit l'organisme dans les pays froids?

R. Circulation peu active, abondance de l'exhalation carbonique, minimum de la sécrétion sudorale, biliaire et urinaire, peu d'excitation nerveuse, tempérament lymphatico-sanguin, plus de mouvements, plus d'exercice pour augmenter la chaleur, fécondité moins grande.

138. D. Conséquences pathologiques des pays chauds?

R. Excitation nerveuse, apoplexie, tétanos, colique nerveuse, maladie de foie, hépatite, fièvre rémittente bilieuse, fièvre jaune, dyssenterie, cirrhose, lèpre, éléphantiasis.

139. D. Conséquences pathologiques des pays froids?

R. Scrofule, phthisie, albuminurie, scorbut (nos 75 et suivants).

140. D. Règle hygiénique de l'alimentation dans les pays chauds?

R. Alimentation modérée composée surtout de fécule, de fruits sucrés et acides pour fluidifier la bile, de lait, de végétaux herbacés, très-peu de graisse et d'alcool, boissons acides qui ralentissent les mouvements respiratoires et arrêtent la chaleur ; les condiments sont bons pour réveiller la sécrétion gastrique, employer les purgatifs pour maintenir le ventre libre, habitation sur un lieu élevé au nord-est, vêtements blancs en matière végétale.

141. D. Règle hygiénique de l'alimentation dans les pays froids?

R. Alimentation abondante en matière grasse (hydro-carbonée), éviter les condiments et boissons acides, prendre des boissons excitantes, alcooliques, thé, café ; exercice musculaire, habitation chaude, exposition suivant le climat, vêtements chauds, chauffage avec calorifère à la vapeur d'eau, calorifère à air chaud, calorifère à eau chaude.

142. D. Qu'appelle-t-on vêtements?

R. Ce sont des enveloppes isolantes qui empêchent la chaleur d'entrer l'été ou de sortir l'hiver ; les vêtements d'hiver doivent être mauvais conducteurs du calorique. Ce sont les fourrures, le duvet, la plume, la laine et la soie, substances animales plus isolantes que le coton, le lin, substances végétales bonnes en été.

143. D. Quelle doit être la couleur des vêtements?

R. Blancs l'été, noirs l'hiver.

144. D. L'air étant mauvais conducteur du calorique, comment doit-on construire les fenêtres, les portes?

R. On doit construire des doubles portes, doubles fenêtres et porter double vêtement.

145. D. A quoi sont dues les maladies des pays chauds?

R. A la variation brusque de la température du jour à la nuit et souvent au voisinage des marais.

146. D. En quoi la colique nerveuse ressemble-t-elle à la colique de plomb?

R. Par l'état saburral des voies digestives, par la constipation, par la paralysie, par le triple siége de la douleur, entéralgie, céphalalgie et artralgie.

147. D. En quoi la colique nerveuse diffère-t-elle de la colique de plomb?

R. (*Colique nerveuse*), gencives pâles rétractées, constriction du sphincter anal, dou⁻

leur des membres primitive; dysurie; dyspnée. (*Colique de plomb*), liseret cendré, pas de constriction du sphincter anal, douleur des membres non primitive, pas de dysurie ni de dyspnée; d'ailleurs, on trouve toujours du plomb dans les matières excrémentitielles dans la colique de plomb, il n'y en a pas dans la colique nerveuse.

148. D. A quoi a-t-on attribué la colique nerveuse?

R. La colique nerveuse a été attribuée aux préparations de plomb (Requin), aux effluves des marais, on l'a attribuée aussi au gaz de la houille, mais la véritable cause ce sont *les variations brusques de température*.

149. D. Quelles sont les règles hygiéniques à suivre?

R. Flanelle, liberté du ventre, sulfate de quinine, belladone, éviter les variations brusques de température.

150. D. Quels sont les symptômes de la fièvre jaune?

R. Gastro-entérite fébrile, ictère, épistaxis, gastrorrhagie, vomissements noirs, selles noires, pétéchies, pouls filiforme,

absence d'urine, la couleur jaune safra-
née de la peau.

151. D. Quelle est la condition essentielle pour
que la fièvre jaune se développe?

R. C'est une chaleur excessive prouvée par
la latitude, jamais au delà de 40° de latitude ; la maladie ne prend jamais naissance dans les lieux élevés et elle a lieu
surtout pendant la saison chaude ; elle
frappe surtout les individus exposés à
une chaleur excessive, ivrognes, ou les
étrangers qui ne sont point acclimatés,
plus les hommes que les femmes ; l'influence marécageuse et une chaleur
excessive donnent naissance à la fièvre
jaune, puis la maladie se propage par
la contagion.

152. D. Quelles sont les règles hygiéniques à
suivre contre la fièvre jaune?

R. Les mêmes qu'au nos 141 et suivants re-
lativement aux pays chauds : abstinence
d'alcool et des graisses, redouter les inso-
lations et le voisinage des marais.

153. D. Comment explique-t-on les maladies de
peau des pays chauds?

R. De même que le foie, par excès de travail, devient malade, la peau, par la

même raison, devient malade, de là (la lèpre et l'éléphantiasis).

154. D. Qu'est-ce que l'ozone?

R. C'est de l'oxygène électrisé ; il a de l'odeur, se combine à froid au mercure, à l'azote, décompose l'ammoniaque, l'acide sulfhydrique ainsi que les matières organiques, il a des affinités chimiques plus grandes que l'oxygène simple.

155. D. Dans quelles circonstances l'ozone se développe-t-il ?

R. On l'obtient en décomposant l'eau avec la pile, ou bien en faisant passer un courant d'air sur du phosphore ; toutes les fois que l'on a de l'oxygène à l'état naissant, l'oxygène rendu par les végétaux est ozonisé.

156. D. Comment mesure-t-on l'intensité de l'ozone?

R. Avec l'ozonomètre de Schœnbein, basé sur la décomposition de l'iodure de potassium, l'iode est mis à nu ; donc, si l'on trempe du papier blanc dans une solution d'iodure de potassium amidonné, s'il vient à subir le contact de l'ozone, il prend une teinte variable suivant la quantité d'ozone, l'oxygène se combine avec le potassium et il reste de l'iodure d'amidon bleu.

157. D. Comment est divisée l'échelle de l'ozonomètre?

R. Elle est divisée en 10 degrés dont le 1er est chamois, le dernier bleu indigo ; lorsqu'il est chamois, c'est signe qu'il y a peu d'ozone, puisque tout l'iodure de potassium n'a pas été décomposé ; s'il est bleu indigo, c'est signe que l'ozone est abondant, puisque tout l'iodure de potassium a été décomposé par l'ozone et qu'il s'est formé de la potasse et de l'iodure d'amidon.

158. D. Quelle est l'action de l'ozone sur l'économie?

R. Il active la respiration. On a remarqué qu'il n'y avait pas d'ozone pendant le choléra ; au déclin de la maladie il reparaît ; il détruit les miasmes ; d'après Schœnbein, les ouvriers qui travaillent des matières irritantes sont exemptés de ces maladies (décomposition sulfhydrique).

159. D. Quelles sont les sources de l'altération de l'air par l'acide carbonique?

R. La combustion, soit du chauffage, soit

de l'éclairage, ou l'industrie, les exhalaisons du sol, grotte du chien, caves du quartier du Marais, les fours à chaux, les volcans, la respiration de beaucoup de personnes dans un espace étroit, l'encombrement.

160. D. Quelle quantité y a-t-il d'acide carbonique dans l'air le plus pur?

R. 1/2 millième.

161. D. Combien trouve-t-on d'acide carbonique dans la salle de la Pitié et de la Sorbonne?

R. 3 % dans les salles de la Pitié et 1 % à la Sorbonne.

162. D. Combien faut-il qu'il y ait d'acide carbonique dans l'air pour asphyxier un chien?

R. 40 %.

163. D. N'y a-t-il que de l'acide carbonique dans les lieux de réunion et d'encombrement?

P. Non. Il y a encore une matière organique albuminoïde exhalée par les poumons et par la peau; c'est à ces miasmes qu'il faut attribuer les conséquences de l'encombrement dans les casernes, les prisons et les hôpitaux.

164. D. Quelles sont les maladies auxquelles

donnent lieu ces miasmes dans les hôpitaux?

R. Au typhus nosocomial, à la dyssenterie,
à la méningite cérébro-spinale, aux
complications des affections traumati-
ques, à l'érysipèle, à la pourriture d'hôpital, à la gangrène, aux affections pu-
rulentes.

165. D. A quelles maladies donnent lieu ces
miasmes dans les maisons d'accouche-
ment?

R. Aux accidents puerpéraux, et dans les hôpitaux d'enfants aux fièvres éruptives,
dans les hospices des orphelins au mu-
guet.

166. D. La mortalité chez les vieillards est-elle
moins grande quand ils sont disséminés?

R. Oui, elle est moins grande que chez ceux
des hospices.

167. D. Quel est le traitement hygiénique contre
les miasmes provenant de l'encombrement?

R. Ventilation énergique.

168. D. L'air peut-il être vicié par des miasmes
spécifiques?

R. Oui, l'air peut être vicié par une matière animale émanée par la peau et les

poumons des malades et donnant à des individus sains et prédisposés la même maladie, les miasmes sont aussi émanés par les morts — influence des matières animales sur le choléra.

169. D. Quelles sont les conditions pour la manifestation des miasmes?

R. Chaleur, humidité, diminution de l'ozone —influence de la nuit, prédisposition, — imminence morbide, la contagion.

170. D. Que doit-on appeler imminence morbide selon Bouchardat?

R. C'est l'appauvrissement de l'économie.

171. D. Qu'est-ce qu'un miasme d'une manière générale?

R. Ce sont des particules moléculaires animales ou végétales décomposées plus ou moins et emmenées avec l'eau qu'a volatilisée la chaleur solaire.

172. D. Comment divise-t-on les maladies contagieuses miasmatiques?

R. On les divise en 2 classes : les miasmatiques sans détermination morbide caractéristique locale, peste, fièvre jaune, choléra, typhus; les autres avec détermination morbide caractéristique sur l'intestin (fièvre typhoïde), sur la peau (variole, rougeole, scarlatine, miliaire).

173. D. Y a-t-il des maladies qui sont accidentellement miasmatiques ?

R. Oui, l'érysipèle, la coqueluche, la grippe, la diphthérite, la dyssenterie, la méningite cérébrale.

174. D. Comment divise-t-on encore les maladies contagieuses ?

R. En contagieuses par virus (variole, charbon, vérole, rage) et en contagieuses par miasmes (variole, scarlatine, rougeole) enfin par parasites (gale, teigne).

175. D. Règles hygiéniques privées à suivre en cas d'épidémie miasmatique ?

R. Ne pas séjourner dans le foyer miasmatique si l'on n'y a pas besoin, si le foyer est très-intense ; s'il est peu intense, il faut y rester pour y conquérir une immunité contre une prochaine et plus forte invasion ; ne jamais, prendre ses repas au milieu du foyer, éviter les réfroidissements, avoir une alimentation réparatrice, si le régime est bon ne rien y changer, — légère stimulation alcoolique, enfouissement dans la terre des déjections et leur éloignement ; éviter le travail excessif, les abus vénériens, ne pas trop purger ni saigner en temps d'épidémie.

176. D. Règles hygiéniques publiques à suivre en cas d'épidémie miasmatique ?

R. Désinfection de l'air, cordons sanitaires inutiles lorsque les maladies sont propageables par l'air, les lazarets et les quarantaines sont remplacés par les patentes.

177. D. Au bout de combien de temps la peste se déclare-t-elle ?

R. Au bout de 9 jours.

178. D. Qu'est-ce qu'une patente de santé ?

R. C'est un certificat de santé qui se délivre dans les ports de mer aux vaisseaux qui partent, pour constater leur état sanitaire au point du départ, on l'appelle patente nette ; — dans le cas contraire, les passagers ne peuvent descendre qu'au bout de 9 jours passés depuis le jour de départ.

179. D. Qu'appelle-t-on miasmes des marais ?

R. Ce sont des émanations fournies par les végétaux et les animaux en décomposition dans les marais. Bouchardat définit les miasmes des marais un foyer

de maladies curables par le quinquina
considéré comme modificateur; la production du miasme accompagne la décomposition des végétaux, c'est la fermentation marématique.

180. D. Comment s'y prend-on pour analyser
les miasmes des marais?

R. Pour les recueillir on se sert de tubes
réfrigérants suspendus au-dessus du
marais pendant que l'on agite la vase.
Si l'on abandonne cette eau condensée
on y voit des flocons de matières animales analogues à l'albumine et à la
fibrine; l'atmosphère, outre l'effluve, contient de l'hydrogène protocarboné et de
l'acide carbonique et accidentellement
de l'ammoniaque, de l'azote, de l'acide
sulfhydrique et de l'hydrogène phosphoré.

181. D. Quelles sont les conditions de la fermentation marématique?

R. Air, eau ou humidité, le miasme se développe à mesure que l'eau se retire,
mais il faut aussi de la chaleur; aussi, à
partir du 63° degré de latitude n'y a-
t-il plus de miasmes marématiques.

182. D. Quels sont les végétaux et les sels qui
donnent lieu aux miasmes?

R. Les gentianées et les cupéracées, plus la présence de certains sels, les sulfates et les chlorures et surtout là où il y a mélange des eaux salées et des eaux douces, exemple Via-Reggio la (malaria.)

183. D. Comment explique-t-on les réactions chimiques qui se passent dans ce cas?

R. Les matières organiques hydrocarbonées réduisent les sulfates en prenant leur oxygène et les transforment en sulfures qui ainsi formés en présence de l'eau et de l'acide carbonique sont décomposés et dégagent de l'acide sulfhydrique.

184. D. En résulte-t-il un empoisonnement par l'acide sulfhydrique?

R. Non, mais une action communiquée (Liébig) par le voisinage d'une réaction chimique.

185. D. Comment divise-t-on les marais?

R. En marais d'eau douce, marais d'eau salée et marais mixtes.

186. D. Quels sont les premiers marais, marais d'eau douce?

R. Ce sont les étangs, ainsi les marais de sangsues, — les routoirs pour rouir le lin et le chanvre qui sont un foyer d'in-

fection pour les habitations voisines, —
les rizières également, — les défriche-
ments, — les chemins de fer par leurs
déblais produisent les mêmes effets.

187. D. Comment agissent les seconds marais
salants ?

R. Les marais salants sont formés par des
salines abandonnées.

188. D. Les marais d'eau mixte sont-ils dangereux ?

R. Oui, ils ont une influence très-grave.

189. D. Quelle est la sphère d'action des effluves
marécageuses ?

R. L'influence n'agit pas seulement au-dessus des marais, mais horizontalemennt.

190. D. Jusqu'à quelle hauteur s'élèvent les
effluves ?

R. Jusqu'à 900 mètres au-dessus des marais;
elles s'élèvent d'autant plus que la température est plus chaude ; mais les fièvres
sont d'autant moins graves que les habitations sont sur un point plus élevé.

191. D. Comment se fait la propagation horizon-
tale des effluves ?

R. Par les vents.

192. D. Dans quelles conditions les effluves marécageuses ont-elles le plus d'intensité?

R. Dans les climats chauds, — les saisons chaudes et pendant la nuit.

193. D. Combien l'incubation peut-elle durer de temps ?

R. Le plus 30 jours.

194. D. Est-il sain de passer la nuit dans les marais ?

R. Non, puisque c'est la nuit surtout que les effluves se développent et que l'eau et les effluves se condensent.

195. D. Quelles sont les personnes qui résistent à l'influence des effluves marématiques ?

R. Les vieillards et les enfants à la mamelle ; les femmes et les professions sédentaires sont aussi moins exposées aux fièvres paludéennes.

196. D. Quelles sont les personnes qui ne peuvent résister à l'influence paludéenne ?

R. Les adultes et surtout les enfants de la 2e enfance qui succombent presque tous au carreau.

197. D. L'acclimatation est-elle possible dans un marais ?

R. Non ; il faut s'acclimater à l'hygiène du pays, pour cela habiter sur un lieu élevé, ouvertures opposées au marais, boissons toniques, café, thé, vêtements chauds.

198. D. Quelle est l'action des miasmes palus-
   tres sur l'homme?

   R. Cette action peut être endémique ou épi-
   démique.

199. D. Comment divise-t-on l'endémie marématique?

   R. En chronique (cachexie palustre) et aiguë, c'est la fièvre intermittente.

200. D. Quels sont les symptômes de la cachexie
   palustre?

   R. Teinte pâle, jaune subictérique, bouf-
   fissure de la face et des extrémités, pal-
   pitations, engorgement de la rate et du
   foie, hydropisie, ascite consécutive aux
   accès de fièvre intermittente, diminution de l'albumine et des globules.

201. D. Quelle est l'opinion de Brotonneau et de
   l'école de Paris sur la cause de la cachexie palustre?

   R. L'école de Paris admet que la cachexie
   est consécutive à la fièvre, et Brotonneau veut qu'elle soit primitive.

202. D. Quelles sont les causes de la gravité de
   l'endémie aiguë ou fièvre intermittente?

   R. Elle est d'autant plus grave que le climat est plus chaud.

203. D. Comment doit-on administrer le sulfate
de quinine?

R. 30 centigram. en 4 fois en France; sud
de l'Europe 1 gramme en une fois; il en
est de même sur les côtes septentriona-
les de l'Afrique; l'on augmente encore
la dose contre la fièvre pernicieuse, 1 gr.
50 centig. en une seule fois.

204. D. Quels sont les moyens prophylactiques
contre la fièvre intermittente et contre
la cachexie palustre?

R. L'hydrothérapie, l'acide arsénieux et contre la cachexie palustre les amers et les
ferrugineux.

205. D. Les marais ne favorisent-ils pas d'autres maladies que la fièvre?

R. Ils favorisent encore la fièvre jaune, le
choléra, la peste.

206. D. Que remarque-t-on la 1re année qu'on
remplit un étang?

R. La 1re année on remarque beaucoup de
fièvres intermittentes; la 2e année, la
fièvre intermittente disparaît, et appa-
raît la fièvre typhoïde (pleine eau de
l'étang); la 3e année (période de dessé-
chement), affections gangréneuses et
charbonneuses.

207. D. Quel antagonisme existe-t-il entre la fièvre paludéenne, la phthisie et la fièvre
typhoïde, selon (Boudin).

R. C'est que la fièvre des marais empêche
la fièvre typhoïde et la phthisie.

208. D. Les effluves des marais ont-elles une
action pathologique sur les animaux ?

R. Oui, elles développent l'enzootie ou cachexie avec engorgement du foie et de
la rate et diminution de l'albumine.

209. D. Quelle expérience Gasparin a-t-il faite
pour prouver l'influence des marais sur
les animaux ?

R. Il a fait boire l'effluve dissoute dans l'eau
et il a donné la cachexie séreuse aux
animaux ; par la friction, il a obtenu le
même résultat.

210. D. Qu'appelle-t-on épizooties ?

R. Ce sont les fièvres charbonneuses, fièvre
de sang.

211. D. Comment divise-t-on les règles hygiéniques relatives aux marais ?

R. En règles hygiéniques publiques et règles hygiéniques privées.

212. D. Quelles sont les règles hygiéniques
privées relatives aux marais ?

R. Bonne alimentation, vin de Bordeaux,

thé, café ; éviter toutes les causes de dé-
bilité, peu de saignées et de purgations,
éviter le refroidissement, prendre des
bains, vêtements peu hygrométriques,
rentrer après le coucher du soleil, ne
sortir qu'après son lever, habitation sur
un lieu élevé, ne laisser jamais les portes ni les fenêtres ouvertes après le coucher du soleil.

213. D. Quelles sont les règles hygiéniques publiques relatives aux marais?

R. Faire couler les eaux, les concentrer,
les attérir (méthode irrationnelle) ; si le
sol est argileux, comme il est difficile
d'épuiser les eaux, il faut recourir au
drainage.

214. D. Quelles sont les règles hygiéniques publiques relatives aux étangs?

R. Les entourer de fossés profonds pour les
limiter, les entourer d'un rideau d'ar-
bres qui naissent rapidement, peupliers ;
pratiquer les desséchements au prin-
temps et non en automne.

215. D. Quelles sont les règles hygiéniques publiques relatives à la culture des sangsues?

R. Canaux bien curés, afin de ne pas faire d'autres étangs.

216. D. Quelles règles hygiéniques publiques relatives aux routoirs?

R. Il faut qu'ils soient profonds.

217. D. Doit-on habiter et travailler dans les lieux de défrichement la nuit?

R. Non.

218. D. Quelles sont les règles hygiéniques à suivre dans les rizières ?

R. On doit établir un bon écoulement des eaux.

219. D. Le sol a-t-il une influence sur la santé?

R. Oui, il a une influence énorme, aussi doit-il nous intéresser par sa configuration, son altitude, sa latitude, sa situation, son exposition, par l'état de sa surface, nue, cultivée ou boisée, enfin par sa composition géologique.

220. D. Le sol granitique ou de cristallisation est-il sain ?

R. Oui. Les rochers n'étant pas absorbants, il n'y a ni fièvre ni miasme et une immunité presque complète contre les grands fléaux contagieux et contre le goître.

221. D. Qu'est-ce que le sol dolomique?

R. C'est un sol mélangé de carbonate de magnésie et de chaux jointe à du sulfate de chaux (sélénite), à de l'argile et à du chlorure de chaux.

222. D. Le sol dolomique est-il sain ?

R. Non, il donne naissance au goître endémique attribué tantôt à la magnésie, tantôt au manque d'iode ; il donne lieu aux fièvres marématiques, mais elles sont moins intenses que celles du sol subapennin.

223. D. Qu'est-ce que le sol subapennin ?

R. C'est un sol composé d'un sous-sol d'argile, et par-dessus sol de sulfate de chaux et de chlorure de sodium ; il renferme beaucoup de matières organiques et de coquillages.

224. D. Le sol subapennin est-il sain ?

R. Non, il est essentiellement marématique et pourtant sans marais apparents.

225. D. Quelle est la constitution du sol de Paris ?

R. Terrain tertiaire inférieur, gypse, calcaire grossier, pierres meulières. Ce terrain est recouvert par des alluvions successives marines ou d'eau douce.

226. D. Ce terrain est-il salubre ?

R. Non. Il est éminemment absorbant, il s'infecte par les matières organiques entraînées par l'eau, par le gaz d'éclairage; marais peu intense; pas de goître endémique, mais propre aux maladies épidémiques contagieuses.

227. D. Qu'appelle-t-on *aliments?*

R. Ce sont des substances ingérées dans le but de réparer les pertes de l'économie.

228. D. Comment M. Andral définit-il les aliments?

R. Ce sont des substances organiques ingérées dans le but de réparer les pertes de l'économie.

229. D. Bouchardat n'admet-il que des matières organiques comme aliments?

R. Non, il admet aussi des aliments minéraux.

230. D. Comment Liébig divise-t-il les aliments?

R. En aliments réparateurs, destinés à remplacer les pertes des matières animales et en éléments respiratoires ou aliments de chaleur.

231. D. Quels sont les aliments réparateurs?

R. Ce sont les matières protéiques ou albuminoïdes, albumine, fibrine, caséine e^t les matières gélatigènes (gélatine).

4

232. D. Quels sont les aliments respiratoires ou de chaleur ?

R. Toutes les matières grasses, les essences, les résines, les matières sucrées, les fécules, la gomme, la cellulose, la pectine, les acides organiques.

233. D. Cette division de Liébig est-elle exacte ?

R. Non ; car Claude Bernard a prouvé que le sucre se fait au dépens des matières azotées et que la graisse se fait au dépens des matières féculentes ; donc, que les aliments remplissent les 2 rôles à la fois.

234. D. Comment Gavarret divise-t-il les aliments ?

R. En principes azotés ou quaternaires (réparateurs de Liébig) et en principes non azotés ou ternaires (respiratoires de Liébig.

235. D. Comment Bouchardat divise-t-il les aliments ?

R. Bouchardat descendant plus bas dans l'analyse des aliments les divise en 3 parties : 1º études des éléments alimentaires, corps simples (oxygène, hydrogène) qui entrent dans l'organisme ; 2º principes élémentaires (sucre, graisse) ; 3° aliments complexes (pain, viande, lait, etc.)

236. D. Quels sont les éléments alimentaires ou corps simples qui entrent dans l'organisme?

R. Ce sont l'oxygène, l'hydrogène, le carbone, l'azote, le soufre, le phosphore, le chlore, le fluor, l'iode, le magnésium, le silicium, l'aluminium.

237. D. D'où provient l'oxygène?

R. Des aliments ternaires et quaternaires, de l'eau, des oxydes et des acides ; il se trouve aussi de l'oxygène libre dans l'organisme, il donne de la chaleur par combustion ; combiné, il ne produit pas de chaleur et donne de l'eau.

238. D. Sous quelle forme l'hydrogène est-il toujours éliminé?

R. A l'état d'eau.

239. D. L'hydrogène donne-t-il beaucoup de chaleur?

R. Oui, c'est lui qui donne le plus de chaleur; en brûlant, 1 gramme d'hydrogène élève d'un degré 34, 500 grammes d'eau.

240. D. Quelle quantité d'hydrogène brûle-t-on par jour?

R. 2 grammes 60 centigrammes par 24 heures.

241. D. D'où provient le carbone ?

R. Le carbone provient des aliments ternaires et quaternaires ; en brûlant, il donne de l'acide carbonique, mais moins de chaleur que l'hydrogène.

242. D. Quelle quantité de carbone brûle-t-on par jour ?

R. 288 grammes ou pour 1,000 grammes d'acide carbonique.

243. D. D'où provient l'azote ?

R. L'azote provient des matières albuminoïdes à l'état de matières quaternaires.

244. D. Sous quel état l'azote est-il éliminé ?

R. A l'état d'urée et d'acide urique, après avoir fait partie de la vie pendant quelque temps.

245. D. D'où provient le soufre ?

R. Des matières protéiques ou albuminoïdes, il reste sous cette forme, puis est brûlé et passe à l'état de sulfate pour être éliminé étant devenu inutile.

246. D. D'où provient le phosphore ?

R. Il provient des matières albuminoïdes, il est très-oxydable et passe à l'état d'acide phosphorique et est utilisé à l'état de phosphate de chaux pour les os et est éliminé par les urines à l'état de phosphate de magnésie et de carbonate.

247. D. A quoi sert le fluor?

R. Il entre à l'état de fluorure pour l'émail des dents.

248. D. D'où provient le chlore?

R. Il est introduit à l'état de chlorure de sodium dans l'économie et sert à réparer le sang, il est aussi indispensable que les graisses et le sucre.

249. D. A quoi sert le chlorure de potassium?

R. Il est l'agent réparateur des muscles.

250. D. A quoi servent le magnésium et le calcium dans l'économie?

R. A faire les os et à les entretenir.

251. D. A quoi servent le fer et l'albumine?

R. A constituer les globules du sang.

252. D. Combien le sang contient-il de globules, de globuline et d'hématosine?

R. Le sang contient 127 millièmes de globules.

253. D. Combien les globules contiennent-ils de globuline?

R. 88 pour cent.

254. D. Combien la globuline contient-elle d'hématosine?

R. 12 pour cent.

255. D. Combien l'hématosine contient-elle de fer?

R. 7 pour cent.

256. D. Combien y a-t-il de fer dans le sang?

R. 2 grammes et demi pour les 16 kilogrammes de sang d'un homme.

257. D. Le fer est-il en nature ou à l'état de sel dans le sang?

R. Non, il est à l'état moléculaire.

258. D. Comment le fer est-il éliminé?

R. Quand il a fait son temps, il est rejeté avec la bile.

259. D. Comment Bouchardat divise-t-il chimiquement les principes alimentaires?

R. Il les divise en trois classes : 1° les principes ternaires ou non azotés (corps gras, sucre et fécule), 2° les principes quaternaires ou azotés (les matières albuminoïdes et gélatigènes), 3° les principes alimentaires minéraux (l'eau, le sel, le fer, les phosphates).

260. D. Quels sont les trois principes immédiats qui composent les corps gras?

R. La margarine, la stéarine et l'oléine.

261. D. Quelles sont les propriétés des corps gras?

R. Ils font une tache au papier, qui ne se volatilise pas par la chaleur ; ils sont très-combustibles et très-riches en hydrogène et en carbone ; ils sont complétement insolubles dans l'eau, solubles dans l'éther et l'alcool bouillant.

262. D. Comment les corps gras sont-ils absorbés ?

R. Ils sont émulsionnés par le suc pancréatique dans les intestins et divisés en gouttelettes si ténues qu'elles peuvent être absorbées.

263. D. Comment se fait la digestion des corps gras ?

R. Ils ne subissent pas grande modification dans la bouche et l'estomac, sinon qu'ils sont fondus, arrivés dans l'intestin, ils sont émulsionnés en liquide laiteux, c'est le chyle.

264. D. Comment les corps gras sont-ils absorbés ?

R. Ils sont absorbés par les chylifères qui les versent dans le canal thoracique (lymphe et chyle), le canal les porte dans la circulation générale par la veine sous-clavière gauche.

265. D. Comment Claude Bernard prouve-t-il

que le suc pancréatique émulsionne les graisses mieux que les autres liquides ?

R. C'est que quand on fait l'ablation du pancréas, on retrouve la graisse en nature dans les fèces.

266. D. Comment prouve-t-on que l'absorption des corps gras émulsionnés se fait par les chylifères ?

R. La preuve c'est que l'on peut retirer la matière grasse en nature au moyen de l'éther.

267. D. Comment est utilisée la graisse dans l'économie ?

R. Versée dans le canal thoracique, une portion est emmagasinée à l'état de tissu adipeux, une autre portion est totalement brûlée (acide carbonique et eau) ; la conséquence de cette combustion est une source de chaleur considérable, grâce à la combustion de l'hydrogène ; enfin une troisième partie est éliminée à l'état d'oxydation incomplète par la bile (acide cholique) ; il en est de même par la sueur et par les urines.

268. D. Toute la graisse vient-elle de l'extérieur ?

R. Non, une partie paraît se former dan
l'organisme.

269. D. Quelles sont les preuves ?

R. Les oies engraissées contiennent plus de
graisse que n'en contenaient les aliments ingérés. Des abeilles emprison-
nées ont fabriqué plus de cire que n'en
contenait le miel, de là résulte que le
sucre fait de la graisse et par conséquent
les féculents.

270. D. Quel est l'organe qui est l'agent de cette
transformation?

R. Le foie.

271. D. Pourrait-on nourrir des animaux uni-
quement avec de la graisse?

R. Non ; on a donné à des chiens de la
graisse, ils ont transsudé la graisse par
tous les pores et sont morts le dix-hui-
tième jour.

272. D. Pourrait-on nourrir un animal exclusivement d'un seul aliment?

R. Non.

273. D. Que produit l'excès des aliments gras ?

R. Dégénérescence graisseuse, calculs biliaires qui sont une matière grasse très-
peu oxydée, hépatite des pays chauds,
urine chyleuse.

274. D. Règle hygiénique à suivre relative aux
corps gras?

R. Proportionner l'alimentation par la
graisse à l'énergie de l'organe de dépense.

275. D. Quels sont les organes de dépense des
corps gras?

R. Le poumon, la peau et le foie; aussi
faut-il que ces trois organes soient sains.

276. D. Sous quelle forme doit-on faire prendre
la graisse à un phthisique?

R. Sous forme d'huile de foie de morue,
mais il faut pour condition que cette
huile soit utilisée.

277. D. Les corps gras .sont-ils utiles dans les
maladies de peau?

R. Non, à moins que les sujets soient lymphatiques ou scrofuleux.

278. D. Pourquoi les juifs, les mahométans in-
terdisent-ils la graisse et l'alcool?

R. Parce que la graisse prédispose aux maladies de peau (lèpre).

279. D. A quelles personnes doit-on ordonner la
graisse?

R. Aux lymphatiques et aux scrofuleux.

280. D. La graisse est-elle bonne pour les nourrices?

R. Oui ; on doit l'augmenter, parce qu'elles perdent par le lait et deviendraient phthisiques.

281. D. La graisse est-elle bonne pour les diabétiques ?

R. Oui ; aussi faut-il augmenter la proportion alimentaire de graisse.

282. D. De quoi est composé le beurre?

R. Essentiellement de margarine 68, d'oléine 30, d'oléobutyrine, de butyrine. de caproïne, caprine et de caséine 2.

283. D. Quelles sont les matières grasses qui font rancir le beurre ?

R. C'est la caséine qui est azotée et est cause de sa saponification et de sa ferentation.

284. D. Que fait-on pour empêcher le beurre de se rancir?

R. On le met dans un lieu froid ou dans l'eau fraîche à l'abri de l'air, ou bien on le fait fondre pour le débarrasser de la caséine qui tombe au fond, enfin on emploie le sel et le sucre.

285. D. Comment falsifie-t-on le beurre?

R. En mettant du beurre rance au **centre,**

286. D. D'où tire-t-on l'huile d'olive?

R. Du péricarpe des olives.

287. D. A quelle température l'huile d'olive fige-
t-elle, et à quoi doit-elle cette pro-
priété?

R. Elle fige à 10 degrés et doit cette pro-
priété à la margarine.

288. D. Comment distinguer les falsifications
d'huile d'olive avec l'huile d'œillette?

R. C'est que l'huile d'olive se fige si l'on
ajoute 8 pour cent de nitrate acide de
mercure, tandis que l'huile d'œillette ne
fige pas au-dessus de 0 degré; ensuite
l'huile d'olive pèse 917, et l'huile d'œillette 925: si l'on agite la fiole, l'huile
d'olive fait chapelet et celle d'œillette
pas.

289. D. Qu'est-ce que le sucre au point de vue
chimique?

R. C'est un hydrate de carbone $C^{12} H^{12} O^{12}$,
ou plus simplement $C + HO$.

290. D. Quels sont les différents sucres?

R. 1º glycose ou sucre de foie assimilable
sans modification; 2º sucre incristallisa-
ble, se trouve dans les fruits, sucre d'i-
nuline; 3º la lactine ou sucre de lait.

291. D. En quoi se transforme la lactine en présence des acides gastriques?

R. Elle se transforme en glycose, ou est as-

similée sans transformation, et une partie passe à l'état d'acide lactique pour
former des lactates.

292. D. Que deviennent ces sucres dans l'économie?

R. Ils sont assimilables dans l'économie et
ils sont brûlés, et on ne les retrouve pas
dans les urines.

293. D. Quelle expérience Claude Bernard a-t-il
faite pour prouver que les différents
sucres ne passaient pas dans les urines?

R. Il a injecté la glycose et la lactine dans
les veines et ne les a pas retrouvées dans
les urines.

294. D. Quelle transformation le sucre de canne
subit-il pour être absorbé?

R. Il se transforme en glycose par les acides.

295. D. Où se fait l'absorption de tous ces sucres?

R. Par les radicules de la veine porte.

296. D. Quelles sont les conditions nécessaires
pour que la fécule soit absorbée?

R. Elle doit être transformée par la ptyaline
ou diastase salivaire, en dextrine et en
glycose, et la portion qui a échappé à la

salive est transformée par la pancréatine (Bouchardat).

297. D. Le sucre peut-il se former de toutes pièces dans nos organes?

R. Oui, Bernard a démontré que le foie est l'agent de la glycogène animale.

298. D. Par quelle expérience a-t-il prouvé ce fait?

R. Il a nourri un bouledogue exclusivement avec de la viande, il l'a ensuite sacrifié, il n'a pas trouvé de sucre dans la veine porte, mais il en a trouvé dans le foie et les veines sus-hépatiques, il a trouvé de plus de la matière glycogène.

299. D. Le sucre ne se forme-t-il que dans le foie?

R. Non; MM. Bernard et Collin veulent qu'il se forme encore dans les vaisseaux chylifères; la conclusion à tirer c'est que le foie est l'organe principal, mais non le seul organe de la fabrication du sucre.

300. D. Quelle est l'utilité du sucre dans l'économie?

R. Il sert à être brûlé, il est détruit dans l'économie par l'oxygène de la respiration pour donner de la chaleur.

301. D. Donne-t-il plus de chaleur que les graisses ?

R. Non, parce qu'il n'y a que le carbone qui
est brûlé, et que le carbone ne donne que
8,000 unités de chaleur, tandis que l'hydrogène en donne 34,500.

302. D. Expliquez chimiquement la réaction qui
a lieu et comment la graisse donne plus
de chaleur que le sucre ?

R. Le *sucre* a pour formule $C^{12} H^{12} O^{12}$;
mais ($H^{12} O^{12}$) se combinent ensemble
pour faire de l'eau sans chaleur, il ne
reste donc plus que C^{12} ou le carbone
qui est obligé d'emprunter 24 d'oxygène
à la respiration pour faire 8,000 unités
de chaleur. La *graisse* a pour formule
$C^{40} H^{40} O^8$ ($H^8 O^8$ se combineront ensemble pour former de l'eau sans cha-
leur), et il restera C^{40} et H^{32} à brûler;
or, il faudra 80 d'oxygène empruntés à
la respiration pour brûler les 40 de carbone, ce qui produira 8,000 calories et 32
d'oxygène empruntés à la respiration pour
brûler les 32 d'hydrogène qui produi-
ront 34,500 calories, ce sera donc 42,500
unités de chaleur produites par le corps
gras, tandis que le sucre n'en produisait

que 8,000 ; la graisse produit donc 4 fois plus de chaleur que le sucre (3me examen de chimie, n° 819).

303. D. Le sucre, en brûlant dans l'économie, laisse-t-il un résidu solide ?

R. Non, il passe à l'état d'acide carbonique et d'eau.

304. D. Dans quelles circonstances emploie-t-on le sucre ?

R. Il est l'alimentation des pays chauds ; il faut insister sur son emploi ; on l'emploie aussi dans les maladies de foie, dans les maladies sébacées, il est contre-indiqué dans le diabète et la glycosurie.

305. D. Le sucre est-il suffisant pour entretenir la vie ?

R. Non.

306. D. Quelles sont les affections qui naissent de l'emploi exagéré du sucre ?

R. La carie dentaire, la glycosurie, la gravelle oxalique.

307. D. Comment Bouchardat définit-il la glyco-surie ?

R. C'est la transformation stomacale des fécules en sucre et excès de sucre dans l'économie ; cependant il a renoncé à cette définition.

308. D. A quoi Mialhe attribue-t-il la glycosurie?

R. Il ne l'attribue ni à la fonction glycogénique, ni à l'excès de sucre ingéré, mais
à ce qu'il ne peut plus être assimilé,
parce que le sang est moins alcalin,
aussi prescrit-il l'eau de Vichy; il dit
aussi que la diminution d'alcalinité du
sang provient de ce que la peau ne fonctionne pas bien (sueur acide).

309. D. Quels sont les individus qui sont atteints
de la glycosurie?

R. Ce sont les individus qui demeurent dans
des lieux humides, les grands mangeurs
de viandes et les grands buveurs de thé
(diathèse acide).

310. D. Si l'on pique la portion du pneumogas-
trique qui communique avec le quatrième ventricule, qu'arrive-t-il?

R. Il y a glycosurie, on l'observe encore
après la lésion de la moelle allongée
(Claude Bernard).

311. D. Quelles sont les conditions qui favorisent le diabète?

R. Excès de sucre et de fécule dans l'alimentation, — les grands mangeurs de
pain, — l'excès de sécrétion sucrée du

foie, l'excès du régime azoté, l'insuffisance des graisses dans l'alimentation, — l'excès des alcooliques qui ne laissent pas assez d'oxygène pour brûler les sucres, — les personnes sédentaires, — celles dont la peau fonctionne mal.

312. **D.** Que prescrit Bouchardat, au commencement du diabète ?

R. Il prescrit l'acétate d'ammoniaque comme diaphorétique, au commencement de la maladie, pour augmenter les fonctions cutanées.

313. **D.** Quelles sont les règles hygiéniques à suivre ?

R. Pain de gluten, diminuer la quantité de sucre et de fécule, — augmenter la quantité de graisse, — huile de foie de morue, vins généreux, riches en tannin, — bordeaux, — eaux de Vichy et d'Ems, — réveiller les fonctions de la peau, — exercices, — hydrothérapie, bains de mer.

314. **D.** Qu'appelle-t-on substance albuminoïdes?

R. Ce sont la fibrine, la caséine, l'albumine, la légumine.

315. **D.** Comment Mudler appelle-t-il les subs-

tances albuminoïdes et quelle est leur formule?

R. Il les appelle protéiques et elles ont pour formule (C^{54} H^7 AZ^{16} O^{25} S. ph.)

316. D. Par quoi sont transformées les substances albuminoïdes par le suc gastrique?

R. En albuminose ou peptone.

317. D. A quel moment le suc gastrique est-il sécrété?

R. Pendant la digestion par les glandes en tube de l'estomac.

318. D. Quelle est la densité du sérum et celle du suc gastrique?

R. La densité du sérum est 1025, celle du suc gastrique 1010, il est moins dense, sans cela l'endosmose ne pourrait avoir lieu.

319. D. Quelles sont les propriétés chimiques du suc gastrique?

R. Il est acide par l'acide lactique et chlorhydrique, il renferme 1 0/0 de pepsine (1er examen, 1er v., n° 210).

320. D. Quelles sont les conditions de la sécrétion du suc gastrique?

R. Aliments dans l'estomac.

321. D. Les aliments trop chauds sont-ils bons pour la production du suc gastrique?

R. Non, ils diminuent son action et même peuvent détruire le ferment s'ils sont à une température très-élevée.

322. D. Quelle est l'action des alcalis concentrés sur le suc gastrique?

R. Ils suppriment son action, tandis que si l'alcali est étendu il favorise sa sécrétion (eau de Vichy).

323. D. Quelle action l'ingestion de la pepsine a-t-elle sur la digestion?

R. Administrée en poudre ou en sirop, la pepsine active la digestion.

324. D. De combien de manières le suc gastrique agit-il?

R. 1° par ses acides, il gonfle et ramollit les substances albuminoïdes solides et 2° par sa pepsine il les pénètre, les dissout et transforme les matières albuminoïdes en peptone ou albuminose.

325. D. Pourquoi la peptone est-elle absorbée par endosmose?

R. C'est parce qu'elle ne se coagule ni par la chaleur, ni par les acides, ni par les sels métalliques et peut par conséquent traverser facilement les membranes pour être absorbée par endosmose dans la circulation.

326. D. Où se fait l'absorption de la peptone ou albuminose?

R. Elle se fait par les radicules veineuses de l'estomac et de l'intestin.

327. D. Quelle est l'utilité des matières albuminoïdes dans l'organisme?

R. 1° Elles servent à réparer des organes de même ordre, c'est-à-dire la fibrine et la peptone, la fibrine est la plus propre à réparer les muscles, l'albuminose sert aussi à réparer le sang et le cerveau; — 2° les matières albuminoïdes servent aussi à fournir le sucre du foie; 3° une portion des matières albuminoïdes est détruite et passe en grande partie à l'état d'urée et en petite portion à l'état d'acide urique (l'urate de l'économie), oxydation moins grande, une quatrième portion est brûlée.

328. D. Est-on parvenu à faire de l'urée artificielle?

R. M. Bechamp a fait de l'urée avec l'albuminose et l'albumine oxygénée par l'hypermanganate de potasse.

329. D. Quelle est l'utilité des matières azotées comme aliments?

R. Rien ne peut suppléer les matières azotées, elles sont indispensables à la nutrition parce qu'elles sont un aliment complet.

330. D. Puisqu'elles sont un aliment complet, pourrait-on les donner seules?

R. Non, elles ne suffiraient pas pour l'alimentation même chez les carnivores.

331. D. A-t-on fait des expériences à ce sujet?

R. Oui, et l'on a reconnu que parmi les chiens soumis à une même alimentation, c'étaient ceux qui mangeaient de la fibrine qui vivaient le plus longtemps.

332. D. Quelles sont les maladies qui naissent de l'excès d'alimentation azotée?

R. Constipation (pas de résidu pour l'intestin), dyspepsie acide, pyrosis, gravelle d'acide urique, la goutte, peuvent être occasionnées par l'excès de matières azotées.

333. D. Quelles sont les maladies qui résultent de l'excès d'acide urique dans le sang?

R. Des tophus dans les articulations et des urates dans les urines (goutte et gravelle).

334. D. Quelles sont les personnes qui sont sujettes à la goutte?

R. Les gens riches, sédentaires et oisifs,

parce qu'ils mangent beaucoup de viande,
prennent beaucoup d'alcool et de vin.

335. D. Comment l'alcool peut-il produire la
goutte?

R. Parce qu'il s'empare de l'oxygène pour
brûler et empêche l'oxydation des matières albuminoïdes, de là l'acide urique
qui provient d'une oxydation incomplète
des matières albuminoïdes.

336. D. La gélatine est-elle toute formée dans
l'économie?

R. Non, elle n'est produite que par l'action
de l'eau chaude ou de la vapeur, elle est
donc toute artificielle.

337. D. Quelle est la gélatine la plus pure?

R. L'ichthyocolle (voyez sur la gélatine examens de médecine chimie, n° 922 et suivants).

338. D. D'où extrait-on la gélatine?

R. Des os, des tendons, des cartilages, de
la peau, des séreuses, des organes blancs
fibreux ou membraneux.

339. D. Quel procédé d'Arcet employait-il pour
extraire la gélatine?

R. Il fait arriver de la vapeur à 106° dans
un cylindre métallique hermétiquement
fermé, dans l'intérieur duquel il met un

manchon de toile métallique qui contient les matières gélatigènes, la vapeur passe à travers la matière gélatigène, la dissout, et la gélatine s'écoule par un robinet adapté à la partie inférieure du cylindre.

340. D. La gélatine est-elle un bon aliment?

R. Non, en passant à l'état de gélatine les matières animales perdent en grande partie leur faculté nutritive, aussi les tendons, les cartilages suffisamment cuits nourrissent-ils plus que la gélatine, qu'ils peuvent fournir.

341. D. Quelles sont les expériences que l'on a faites pour prouver que la gélatine est une nourriture insuffisante?

R. M. Louis divisa les malades en deux séries; à une moitié il donna du bouillon de l'hôpital coupé avec de l'eau, à l'autre moitié le bouillon coupé avec de la gélatine, ces derniers eurent une fièvre très-forte et de la diarrhée, donc mauvais résultat. — Des chiens que l'on avait nourris les premiers avec de l'eau et du pain moururent d'inanition, les seconds avec du pain et du bouillon vécurent en bonne santé; les 3mes du pain et

de la gélatine moururent d'inanition
avant les autres.

342. D. Comment doit être administrée la gélatine pour qu'elle soit un bon aliment?

R. Il faut l'administrer à l'état de tissu gélatigène?

343. D. Par quoi les matières albuminoïdes sont-
elles transformées en albuminose?

R. Par le suc gastrique et le suc pancréatique.

344. D. La pepsine et la pancréatine agissent-
elles dans les mêmes conditions?

R. Non, la pepsine n'a son action que
dans un milieu acide, tandis que la pancréatine agit dans tous les milieux, acides alcalins ou neutres.

345. D. Quelles sont les fonctions du pancréas?

R. Il transforme les matières albuminoïdes
en albuminose, les féculants en sucre,
enfin il émulsionne les graisses.

346. D. Que trouve-t-on dans l'eau?

R. De l'air qui contient 1/3 d'azote, — de
l'acide carbonique, du chlorure de sodium, de potassium, de magnésium,
bicarbonate de chaux et de magnésie,
du sulfate de chaux, enfin des azotates
qui révèlent la présence d'une matière

organique, — du fer, — de la silice,
— des silicates, des iodures et des
bromures, enfin de la matière organique à l'état de dissolution et non décom-
posée (examens de chimie, n° 20 et suivants).

347. D. Quel rôle joue l'eau dans la digestion ?

R. Étant moins dense que le suc gastrique,
elle diminue la densité de la dissolution
des matières albuminoïdes et favorise
par cela même l'endosmose.

348. D. Quel rôle joue-t-elle par rapport aux sécrétions ?

R. Elle est réparatrice des sécrétions de la
peau et des poumons, — elle sert aux
sécrétions et de véhicule pour l'exos-
mose.

349. D. Quelles sont les qualités de l'eau potable ?

R. Elle doit être fraîche et non tiède,
sans quoi elle donne des nausées.

350. D. Peut-on boire impunément de l'eau très-
froide ?

R. Non, l'eau très-froide donne lieu aux
accidents de refroidissement, aux phleg-
masies si l'estomac est vide, si l'on en
boit beaucoup, si le corps est en sueur

ou que l'individu soit à l'état de repos.

351. D. Peut-on impunément boire de l'eau trop
chaude?

R. Non, l'eau trop chaude produit des nausées et suspend la digestion, elle agit sur
les sécrétions et produit leur hypersé-
crétion.

352. D. Peut-on boire impunément beaucoup
d'eau?

R. Non, si l'on en boit trop, le suc gastrique perd de sa puissance, — la digestion est arrêtée, diarrhée lorsqu'elle est
riche en sels.

353. D. Peut-on boire impunément de l'eau de
la Seine?

R. Non, prise en trop grande quantité par
les étrangers, elle prédispose à la phthisie (Chomel,) au diabète (Bouchardat),
car elle diminue la calorification.

354. D. Peut-on boire impunément une quantité
d'eau insuffisante?

R. Non, car l'insuffisance produit des di-
gestions difficiles, de la constipation,
— gravelle urique.

355. D. Quelle est la quantité d'eau nécessaire
pour dissoudre l'acide urique?

R. 1720 fois son poids d'eau; si donc la

quantité d'eau n'atteint pas ce chiffre, l'acide urique ne peut être dissous.

356. D. Quelles sont les qualités que doit avoir l'eau potable?

R. Il faut qu'elle vienne de sources, de rivières ou de fleuves.

357. D. Comment divise-t-on les eaux au point de vue hygiénique?

R. En eau légère et eau lourde.

358. D. Qu'appelle-t-on eau légère?

R. C'est une eau bien aérée, — pas trop chargée d'acide carbonique, — contenant des chlorures alcalins et non terreux, — des bicarbonates terreux en faible proportion, — et très-peu de sulfate de chaux.

359. D. L'eau légère est-elle bonne pour l'économie?

R. Oui, elle est d'une digestion facile et réparatrice pour l'économie.

360. D. Qu'appelle-t-on eau lourde au point de vue hygiénique?

R. C'est celle qui provient des canaux, des puits, citernes, ou de la pluie; elle est peu aérée, renferme beaucoup d'acide carbonique, enfin elle renferme beaucoup de sels terreux et de sulfate de chaux.

361. D. Quelle est la meilleure eau?

R. C'est celle des rivières.

362. D. Pourquoi l'eau des canaux est-elle moins bonne que celle des rivières?

R. Parce qu'elle renferme beaucoup de matières organiques et de sels terreux.

363. D. L'eau de source est-elle bonne?

R. Oui, parce qu'elle est fraîche, — qu'elle contient peu de matières organiques, mais elle est trop chargée en sels (bicarbonate terreux), c'est ce qui la rend inférieure à l'eau de rivière.

364. D. Quelles sont les qualités et les défauts de l'eau de puits?

R. Elle est bonne en ce sens qu'elle est pure de matière organique et fraîche, mais elle a le défaut d'être chargée d'acide carbonique.

365. D. Quels sont les qualités et les défauts de l'eau de pluie?

R. Elle est de toutes la plus pure, puisque c'est de l'eau distillée, mais en tombant elle se charge de matières organiques et elle a le défaut de ne pas contenir de sels, aussi faut-il y ajouter des matières calcaires.

366. D. Quels sont les caractères de l'eau potable?

R. Elle doit être fraîche, limpide, inodore et d'une saveur agréable, elle doit être neutre ou à peine alcaline par les bicarbonates terreux, elle ne doit pas précipiter abondamment ni de sulfate de chaux, ni de l'oxalate de chaux, ni beaucoup de matières organiques, elle doit dégager de l'air et de l'acide carbonique avant d'entrer en ébullition.

367. D. Par quel réactif distingue-t-on la présence du sulfate de chaux?

R. Par l'azotate de baryte qui révèle les sulfates.

368. D. Par quel réactif distingue-t-on la présence de la chaux?

R. Par l'oxalate d'ammoniaque qui révèle les sels de chaux.

369. D. Par quels réactifs reconnaît-on qu'il 'y a de la matière organique?

R. Par le sublimé et les chlorures.

370. D. A quels caractères reconnaît-on qu'une eau n'est pas potable?

R. Quand elle ne dissout pas bien le savon et qu'elle ne cuit pas bien les légumes;

c'est qu'il s'est formé dans ce cas un léguminate de chaux insoluble.

371. D. Quelle est la quantité de principes fixes que doit contenir une eau potable ?

R. Cinquante centigrammes au plus par litre.

372. D. Bouchardat n'admet-il pas un chiffre plus élevé de matières fixes ?

R. Oui, il admet qu'elle est potable jusqu'à un gramme à condition que le sulfate de chaux n'y soit pas pour les 3/4.

373. D. Quelle méthode emploie-t-on pour purifier l'eau ?

R. L'addition de l'alun qui précipite l'alumine, l'argile à l'état de sous-sulfate d'alumine insoluble, le second moyen c'est la filtration.

374. D. Quels sont les filtres en usage ?

R. Les filtres de sable, — les filtres mixtes composés de gravier, d'éponges et de charbon en couches superposées.

375. D. Les filtres mixtes sont-ils bons ?

R. Oui, parce que le charbon est désinfectant, mais il faut le renouveler souvent, ce qui est un travail considérable, et les réparations des filtres mixtes très-longues et la filtration très-lente.

376. D. Comment nettoie-t-on les filtres mixtes de Fonvielle?

R. Par des courants inverses sur lesquels on agit par pression.

377. D. Qu'est-ce que le filtre de Souchon?

R. C'est tout bonnement de la laine teinte en noir pour l'empêcher de s'altérer et tassée pour que l'eau passe assez lentement pour se filtrer; nettoyage facile et filtration rapide, c'est le meilleur filtre.

378. D. Les tuyaux de plomb sont-ils bons pour la distribution des eaux?

R. Non, ils sont dangereux pour la santé parce que l'eau aérée oxyde le plomb par son oxygène; de plus, si l'eau contient des chlorures alcalins, en présence de l'air, il se fait un chlorure de plomb soluble et un oxyde alcalin.

379. D. Pourquoi est-il dangereux de souder du fer ou un autre métal à un tuyau de plomb?

R. Parce que les métaux soudés avec le plomb forment une pile très-énergique qui produit la décomposition de l'eau, d'où litharge.

380. D. Quels sont les meilleurs tuyaux, suivant Bouchardat?

R. Ce sont ceux en aqueduc de ciment romain et qui sont plus grands que le volume d'eau, afin qu'en coulant elle perde son acide carbonique.

381. D. Les tuyaux en fonte sont-ils bons?

R. Ils sont moins bons que les tuyaux hydrauliques, à cause des concrétions calcaires et des tubercules ferrugineux ou (rouille) peroxyde de fer.

382. D. Les tuyaux en étain sont-ils bons ?

R. Ils sont moins bons que ceux en fonte, ce sont des tuyaux de destination; ils doivent être en étain d'un titre très-pur pour ne pas renfermer de plomb qui fasse pile.

383. D. Qu'est-ce que le goître ?

R. C'est une maladie endémique caractérisée anatomiquement par l'hypertrophie du corps thyroïde.

384. D. Dans quels pays trouve-t-on le goître?

R. Dans l'est de la France, en Suisse, en Italie dans les contrées fraîches et humides, et notamment dans les vallées étroites et profondes des Alpes : le bas Valais, la Savoie, la Maurienne, dans les vallées de l'Auvergne, des Pyrénées et des Cordillères

385. D. Attribue-t-on le goître à des causes
multiples, quelles sont ces causes?

R. Oui, les uns attribuent le goître à des
causes multiples, telles que l'état sédentaire, le mariage entre proches (dégénérescence), l'hérédité, habitation dans des
vallées humides; de Saussure l'attribue
à une certaine altitude — avec effluves
des marais, — aux excès génésiques, —
usage de certaines eaux provenant de
la fonte des neiges.

386. D Attribue-t-on le goître à une cause uni-
que, quelle est cette cause?

R. Pour les uns, le goître provient, comme
à Chambéry, d'un sol dolomique, c'est-à-
dire composé de carbonate de chaux et
de magnésie; — pour la commission de
Sardaigne, lorsqu'un militaire veut s'af-
franchir de la conscription il va 18 mois
avant boire de l'eau de ruisseaux qui
donnent le goître.

387. D. A quoi M. Grange de Genève attribue-
t-il le goître?

R. A l'excès des sels magnésiens et sSéléni-
teux (sol dolomique).

388. D. A quoi Bouchardat l'attribue-t-il?

R. A l'excès de matière organique dans l'eau.

389. D. A quoi Chatin l'attribue-t-il ?

R. A l'absence d'iode dans l'eau ; $\frac{1}{2000}$ seulement, il y a beaucoup de goîtreux ; quand il y a $\frac{1}{400}$, il n'y a plus de goîtreux.

390. D. A quoi Boussingault attribue-t-il le goître?

R. Au défaut d'aération de l'eau.

391. D. Quelles sont les règles hygiéniques à suivre contre le goître ?

R. Il faut changer de lieux si c'est le sol qui donne le goître ; si tous les cours d'eau donnent le goître, il faut boire de l'eau de citerne,—faire prendre de l'iode, — sels iodurés, — faire prendre comme préservatif de l'éponge calcinée.

392. D. A quoi sert le phosphate de chaux dans l'économie?

R. Il est nécessaire pour les os.

393. D. Qu'arrive-t-il quand le phosphate de chaux est insuffisant?

R. Il y a rachitisme.

394. D. A quoi sert le fer dans l'économie ?

R. Il sert à réparer les globules sanguins.

395. D. A quoi sert le chlorure de sodium?

R. Il sert à réparer le sang, enfin il passe

dans toutes les sécrétions et son excitation active les organes sécréteurs.

396. D. A quoi sert le chlorure de potassium ?

R. A réparer les muscles.

397. D. Quelle est la quantité de sel que l'on consomme par jour?

R. 10 grammes.

398. D. De quoi est composée une graine?

R. D'un embryon et d'un périsperme ou épisperme (3e examen, histoire naturelle, no 127 et suivants).

399. D. Quelles sont les matières que l'on trouve dans une graine?

R. 1° de la matière azotée, gluten ou fibrine végétale; 2° de la caséine végétale ou légumine; 3° des matières grasses; 4° des matières féculentes ou sucrées; 5° des sels de phosphate de potasse et de phosphate de chaux; 6° du chlorure de sodium en faible proportion.

400. D. En combien d'espèces divise-t-on les graines?

R. En graines féculentes et graines émulsives.

401. D. Quelles sont les graines émulsives?

R. Cacao, noisettes, la matière grasse est à l'état de beurre dans le cacao.

402. D. Quelles sont les graines féculentes?

    R. Les céréales, les châtaignes, le sarrasin et les légumineuses.

403. D. Combien y a-t-il d'espèces de blé?

    R. Deux, le blé dur et le blé tendre.

404. D. De ces deux espèces de blé, quel est le plus nourrissant?

    R. C'est le blé dur, parce qu'il contient du gluten et de l'albumine deux fois autant que le blé tendre; il contient aussi plus de matières grasses et sucrées, mais moins d'amidon.

405. D. Pourrait-on se nourrir exclusivement avec du blé?

    R. Non, parce qu'il n'est pas un aliment complet, il ne contient pas assez de matière azotée, de matière grasse et de chlorure de sodium et de potassium et de glycose ou dextrine.

406. D. Avec quelle matière organique falsifie-t-on la farine de blé?

    R. Avec de la farine de seigle et de haricot, ou avec de la fécule de pommes de terre, avec de la farine de riz, de maïs et de sarrasin.

407. D. Comment reconnaît-on que l'on a fraudé la farine de blé avec de la fécule?

6

R. On met un peu de farine sur le porte-objet d'une loupe grossissant 20 fois, et on la délaye dans l'eau contenant 2 pour cent de potasse ; en observant avec la loupe, l'on verra qu'au milieu d'une foule de grains amylacés, à peine gonflés, il y en a qui sont très-gros et très-transparents, ces derniers sont les grains de fécule, les premiers ceux d'amidon.

408. D. Comment reconnaît-on que l'on a fraudé la farine de blé avec les graines des légumineuses ?

R. C'est par le même procédé que précédemment ; de plus, on verra des débris du tissu cellulaire propre aux graines des légumineuses.

409. D. Par quoi peut être altéré le seigle ?

R. Il peut être mélangé avec l'ergot.

410. D. Quelles sont les maladies qui peuvent en résulter ?

R. 2 sortes, l'ergotisme gangréneux et l'ergotisme convulsif.

411. D. Quelle est la composition de l'orge ?

R. Il contient de la cellulose et de l'hordéine.

412. D. Combien y a-t-il d'espèces d'orge ?

R. L'orge simple, l'orge mondé (privé de son glumen), l'orge perlé débarrassé de sa périphérie.

413. D. Que renferme le maïs?

R. De l'hordéine, beaucoup de matières grasses et un principe âcre et volatil.

414. D. A quoi attribue-t-on la pellagre ou mal de misère provenant du maïs?

R. A l'oïdium maïale qui se développe dans la farine humide.

415. D. Que renferme le riz?

R. Il renferme beaucoup de fécule, très-peu de gluten et de matière grasse, aussi est-il impossible de le panifier.

416. D. Le sarrasin ou blé noir peut-il être panifié?

R. Oui, parce qu'il renferme beaucoup de gluten.

417. D. Peut-on faire du pain avec les légumineuses?

R. Non, parce qu'elles ne renferment pas de gluten ni de matières grasses, tels sont les pois, fèves, lentilles, haricots.

418. D. Pourrait-on faire du pain avec des châtaignes?

R. Non, parce que si elles renferment de la

fécule et du sucre, elles ne renferment pas de gluten.

419. D. Avec quoi est faite la farine de 1re qualité ?

R. Avec le centre du grain.

420. D. La farine de seconde qualité est-elle plus nourrissante que la farine de 1re qualité?

R. Oui, selon Donné.

421. D. Avec quelle matière minérale falsifie-t-on les farines (n° 406)?

R. Avec le plâtre.

422. D. Avec quoi falsifie-t-on le pain?

R. Avec l'alun et le sulfate de cuivre.

423. D. Pourquoi falsifie-t-on le pain avec l'alun et le sulfate de cuivre?

R. C'est dans le but de faire absorber au pain plus d'eau et de le rendre plus pesant.

424. D. En quoi sont transformées les matières azotées du pain?

R. En albuminose par le suc gastrique.

425. D. Que deviennent les matières grasses contenues dans le pain?

R. Elles sont émulsionnées par le suc pancréatique et absorbées par les chylifères.

426. D. De quoi sont composés les fruits?

R. Ils sont composés de sucre, de gomme et de pectine (ou gelée végétale), d'un peu de graisse (cire dans l'enveloppe), de cellulose, de sels de potasse et d'acides organiques.

427. D. Dans quels pays les fruits sont-ils utiles?

R. Dans les pays chauds.

428. D. De quoi sont composés les végétaux?

R. De beaucoup de cellulose, d'albumine, de fécule, de sels de potasse et de chaux.

429. D. A quoi sont utilisés les sels de chaux?

R. Pour les nourrices, parce que leur lait contenant des sels de chaux, les enfants qu'elles allaitent ne sont ni scrofuleux ni rachitiques.

430. D. Les condiments acides, tels que citrons, cornichons, verjus, sont-ils bons?

R. Oui, ils réveillent l'appétit, favorisent la digestion gastrique et sont tempérants, très-utiles dans les pays chauds.

431. D. A quelles personnes les acides conviennent-ils?

R. Aux personnes dont la peau fonctionne trop bien et ont de la dyspepsie (pays chauds).

432. D. A qui les acides sont-ils défendus?

R. Aux personnes dont la fonction de calorification est au-dessous de la normale (pays froids), chez les personnes qui ont la dyspepsie, acide diabétique ou maladie chronique de la peau, goutte.

433. **D.** A quoi les condiments aromatiques âcres, contenant des essences ou des résines âcres, tels que clou de girofle, laurier, moutarde, cresson, cochléaria, radis, poivre, ail, oignon, muscade, piment, vanille, cannelle, sont-ils bons?

R. Ils favorisent la digestion gastrique et sont bons contre la dyspepsie, ils conviennent aux habitants des pays chauds.

434. **D.** Les boissons acides conviennent-elles à tout le monde?

R. Non (n° 432), comme pour les condiments acides.

435. **D.** De quoi est composé le vin?

R. D'eau, d'alcool, de sucre, d'extractif, de tannin, de matière colorante, d'éther œnanthique, de sels et surtout du bitartrate de potasse, dans les vins du nord principalement (3° examen, chimie, n° 601 et suivants).

436. **D.** Comment divise-t-on les vins?

R. 1° En vins spiritueux secs (madère), spi-

ritueux sucrés (malaga); 2o vins astrin-
gents, contenant beaucoup de matière
colorante et de tannin, ce sont ceux de
Bourgogne et de Bordeaux; les vins acides, ceux qui contiennent beaucoup de
sel de tartre; et les vins mousseux,
ceux qui contiennent beaucoup d'acide
carbonique, vin de Champagne.

437. D. Combien le madère, le malaga, le bourgogne, le bordeaux, les vins acides et les
vins mousseux contiennent-ils d'alcool ?

R. Le madère 22 %, le malaga 17 %, le
bourgogne 15 %, le bordeaux 10 %, les
vins mousseux 11 %, et les vins acides
8 %

438. D. Qu'appelle-t-on la graisse du vin?

R. C'est une altération spontanée qui sur-
vient quand la matière sucrée subit la
fermentation vineuse et quand il n'y a
pas de tannin pour précipiter la matière
azotée.

439. D. Quand un vin tourne-t-il à l'acide?

R. Quand il est mal soigné, que les bouteil-
les ou les tonneaux sont mal bouchés et
laissent passer de l'air, de plus quand ils
renferment de la lie, alors l'alcool se
change en acide acétique.

440. D. Quels moyens dangereux les marchands de vin emploient-ils pour détruire l'acidité?

R. Ils se servent de litharge, protoxyde de plomb, qui neutralise l'acide acétique ; ce moyen est dangereux.

441. D. N'y a-t-il pas des moyens moins dangereux pour neutraliser l'acide acétique?

R. On se sert de craie ou de tartrate neutre de potasse ; la chaux et la potasse, dans ce cas, neutraliseront l'acide acétique.

442. D. Comment reconnaît-on la falsification du vin au moyen de fleurs, de baies, de bois de campêche?

R. Le vin naturel et pur, mis en contact avec la potasse, devient vert olive; s'il est mêlé à une dissolution de gélatine, il se décolore; ces deux réactions n'ont pas lieu si l'on a introduit une matière colorante.

443. D. Quelle différence existe-t-il entre l'eau-de-vie et l'esprit-de-vin?

R. L'eau-de-vie contient 50 % d'alcool, l'esprit-de-vin plus de 50 % d'alcool (3ᵉ examen, chimie, n° 611).

444. D. Qu'est-ce que la bière?

R. C'est une infusion d'orge germé et de houblon.

445. D. Que renferme la bière?

R. 5 % d'alcool, de la dextrine du sucre et les principes aromatiques et amers du houblon.

446. D. Avec quoi falsifie-t-on la bière?

R. Avec de la gentiane, du buis, de l'acide picrique et même de la strychnine, toutes substances plus ou moins dangereuses.

447. D. Quelles sont les maladies qui naissent de l'abus des alcooliques ?

R. Gastro-entérite, dyspepsie, cancer d'estomac, tremblement, perte de la mémoire, abrutissement, l'épilepsie, démence, folie, paralysie, calculs biliaires, gravelle, goutte, diabète.

448. D. Avec quoi falsifie-t-on le lait ?

R. Avec du borax; cette addition empêche le lait de s'aigrir et de se coaguler par la chaleur, elle en prévient la fermentation, le rend plus épais et plus semblable à la crème.

449. D. Comment reconnaît-on la falsification du lait par le borax ?

R. Il suffit de faire évaporer à siccité et de

verser sur la cendre de l'alcool additionné d'acide sulfurique, l'on filtre et le liquide brûlera en donnant une flamme verdâtre si le lait contient du borax.

450. D. Combien un adulte excrète-t-il d'acide carbonique et de vapeur d'eau par jour?

R. 1,000 grammes d'acide carbonique et 200 grammes de vapeur d'eau.

451. D. Quelles sont les autres excrétions pulmonaires ?

R. Des mucus, de la graisse, de l'eau, des cellules épithéliales et de la mucosine.

452. D. Quelles sont les excrétions de la peau ?

R. De l'acide sudorique, de l'acide carbonique, de la matière sébacée, poils et ongles, épiderme et vapeur d'eau.

453. D. Quelle quantité d'urine rend-on en 24 heures?

R. 1,250 grammes.

454. D. Quelle est la composition de l'urine?

R. 1,208 grammes d'eau, 21 grammes d'urée, 50 centigrammes d'acide uriqué, 20 grammes 50 centigrammes de sels et de produits chyleux.

455. D. D'où provient l'acide urique dans les urines?

R. De l'excès du régime azoté et des alcools
joints au défaut d'exercice.

456. D. Quelles sont les gravelles combustibles?

R. La gravelle urique ou d'urate est complétement combustible, c'est la (gravelle
des adultes), la gravelle oxalique ou d'o-
xalate de chaux peu combustible (gravelle des enfants), la gravelle phospha-
tique, soit du phosphate de chaux, soit
du phosphate ammoniaco-magnésien,
incomplétement combustible (gravelle
des vieillards).

457. D. Quel traitement hygiénique contre la
gravelle ?

R. Nourriture peu azotée, eau de Vichy, de
Carlsbad à l'intérieur et à l'extérieur, —
exercice.

FIN DE L'HYGIÈNE.

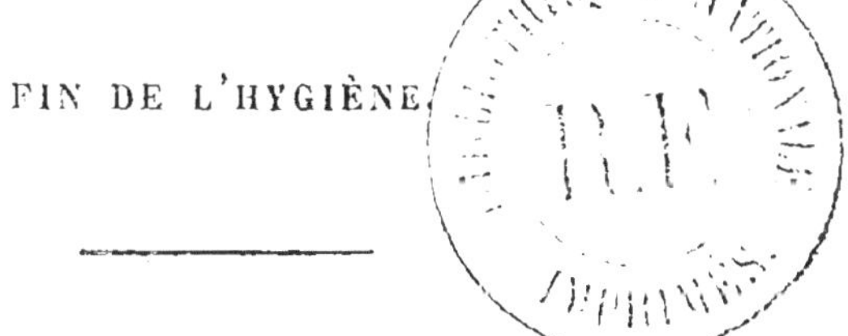

RECUEIL DE QUESTIONS

POSÉES

AUX 5 EXAMENS DE MÉDECINE ET AUX ACCOUCHEMENTS.

17 volumes, chaque volume 1 fr. 50 c.

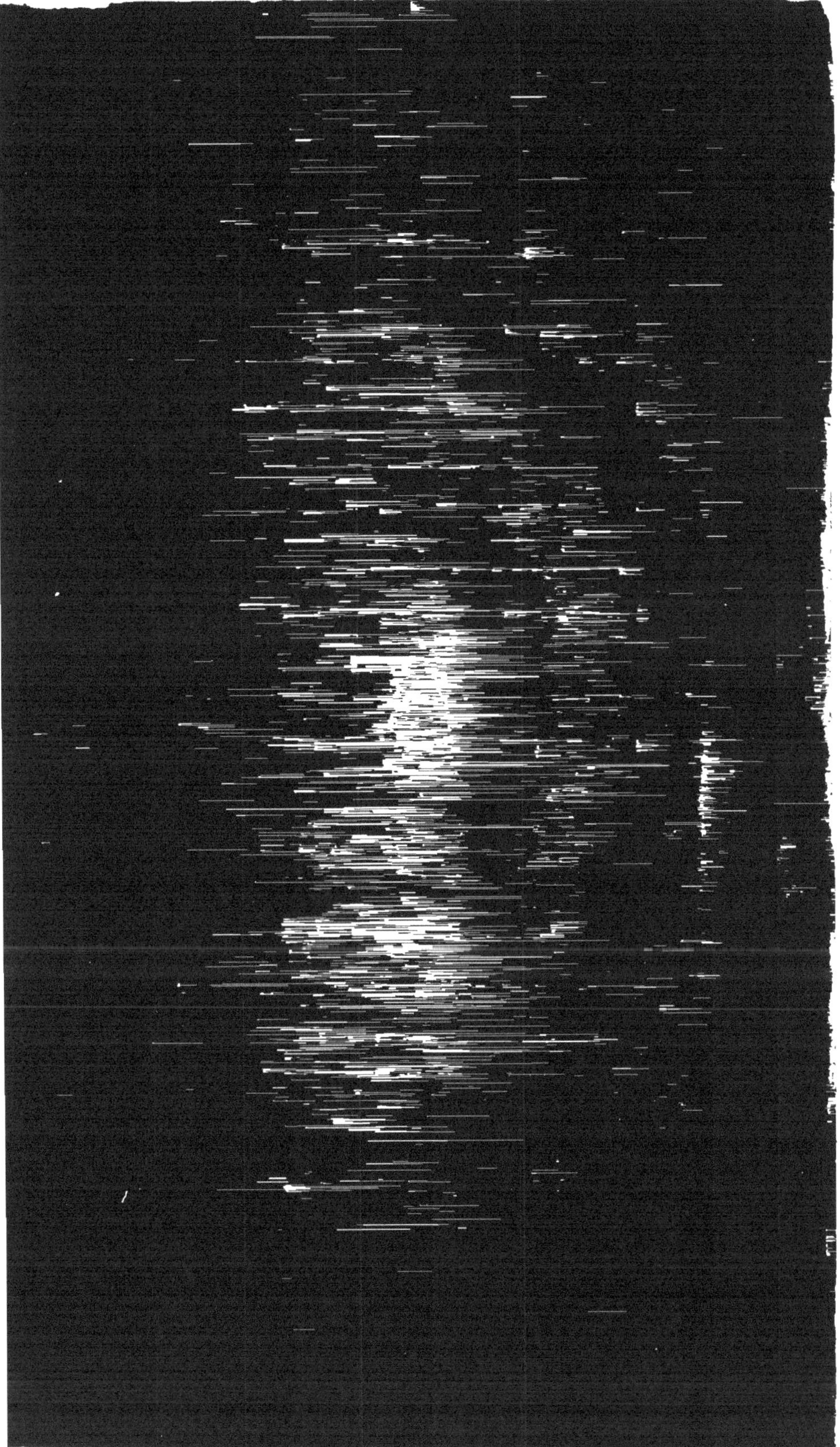